国家执业药师资格考试
中药学综合知识与技能押题秘卷

《中药学综合知识与技能押题秘卷》编委会 编

中国中医药出版社
·北 京·

图书在版编目（CIP）数据

中药学综合知识与技能押题秘卷/《中药学综合知识与技能押题秘卷》编委会编．—北京：中国中医药出版社，2019.1

（执业药师资格考试通关系列）

ISBN 978－7－5132－5280－5

Ⅰ.①中… Ⅱ.①中… Ⅲ.①中药学－资格考试－习题集 Ⅳ.①R28－44

中国版本图书馆 CIP 数据核字（2018）第 236894 号

中国中医药出版社出版

北京市朝阳区北三环东路 28 号易亨大厦 16 层

邮政编码　100013

传真　010－64405750

山东临沂新华印刷物流集团有限责任公司印刷

各地新华书店经销

开本 787×1092　1/16　印张 6.25　字数 137 千字

2019 年 1 月第 1 版　2019 年 1 月第 1 次印刷

书号　ISBN 978－7－5132－5280－5

定价　49.00 元

网址　www.cptcm.com

答 疑 热 线　010－86464504

购 书 热 线　010－89535836

维 权 打 假　010－64405753

微信服务号　zgzyycbs

微商城网址　https://kdt.im/LIdUGr

官 方 微 博　http://e.weibo.com/cptcm

天猫旗舰店网址　https://zgzyycbs.tmall.com

如有印装质量问题请与本社出版部联系（010－64405510）

版权专有　侵权必究

使用说明

为进一步贯彻国家人力资源和社会保障部、国家药品监督管理局关于执业药师资格考试的有关精神，进一步落实执业药师资格考试的目标要求，帮助考生顺利通过考试，我们组织高等医药及中医药院校相关学科的优秀教师团队，依据国家执业药师资格认证中心 2015 年 2 月最新颁布的考试大纲及 2018 年 4 月对药事管理与法规科目大纲部分调整内容编写了相应的《执业药师资格考试通关系列丛书》。

本书含 6 套标准试卷，按照最新版大纲调整后的各学科知识点及新增题型要求（C 型题）编写，根据历年真卷筛选出易考易错题，通过对历年真卷考点分布的严格测算进行设计，力求让考生感受最真实的执业药师资格考试命题环境，使考生在备考时和临考前能够全面了解自身对知识的掌握情况，做到查缺补漏、有的放矢。同时供考生考前自测，通过 6 套试卷的练习熟悉考试形式、掌握考试节奏、适应考试题量、巩固薄弱环节，确保考试顺利通过。

目　录

■ 中药学综合知识与技能押题秘卷（一）（共 12 页）

■ 中药学综合知识与技能押题秘卷（二）（共 12 页）

■ 中药学综合知识与技能押题秘卷（三）（共 12 页）

■ 中药学综合知识与技能押题秘卷（四）（共 12 页）

■ 中药学综合知识与技能押题秘卷（五）（共 12 页）

■ 中药学综合知识与技能押题秘卷（六）（共 11 页）

试卷标识码：

国家执业药师资格考试

中药学综合知识与技能
押题秘卷（一）

考生姓名：_____

准考证号：_____

考　　点：_____

考 场 号：_____

一、A型题（单句型最佳选择题）

答题说明

以下每一道考题下面有 A、B、C、D、E 五个备选答案。请从中选择一个最佳答案。

1. 藏医八性中源于火元的是
   A. 凉、钝
   B. 热、锐
   C. 重、腻
   D. 轻、糙
   E. 热、腻

2. 药味苦、辛、涩味消化后是
   A. 涩
   B. 辛
   C. 苦
   D. 甘
   E. 酸

3. 酸味药物能
   A. 生胃火，增强消化功能
   B. 使身体坚实，有疏通作用
   C. 开胃、驱虫、止渴、解毒
   D. 治下颌病、喉蛾
   E. 下泻、疏通脉管

4. 不属于蒙药传统剂型的是
   A. 糊剂
   B. 散剂
   C. 油剂
   D. 灰剂
   E. 汤剂

5. 风性开泄，其所致的病症有
   A. 面目水肿
   B. 汗出恶风
   C. 发病急
   D. 病变变化多端
   E. 病变部位游走不安

6. 关于尿沉渣结晶异常，下面说法不正确的是
   A. 磷酸盐结晶常见于 pH 碱性的感染尿液
   B. 尿酸盐结晶常见于痛风
   C. 大量的草酸盐结晶提示严重的慢性肾病
   D. 可见于应用肾上腺皮质激素、口服避孕药患者
   E. 胱氨酸结晶可见于胱氨酸尿的患者

7. 对血清天门冬氨酸氨基转移酶叙述不正确的是
   A. 天门冬氨酸氨基转移酶旧称谷草转移酶
   B. 谷草转移酶的正常参考范围（速率法）成人 $<40U/L$
   C. 血清天门冬氨酸氨基转移酶的测定可反映肝细胞的损伤程度
   D. 心肌梗死时，血清天门冬氨酸氨基转移酶活力最高
   E. 服用有肝毒性药物时，血清天门冬氨酸氨基转移酶不升高

8. 对乙型肝炎病毒表面抗体（HBsAb）的叙述不正确的是
   A. HBsAb 是人体针对乙肝病毒（HBV）表面抗原的中和抗体，表明人体有一定的免疫力
   B. 大多数 HBsAg 的消失和 HBsAb 的出现，意味着 HBV 感染的恢复期和人体产生了免疫力
   C. HBsAb 阳性见于乙型肝炎恢复期
   D. HBsAb 阳性也可表明既往曾感染 HBV，现已恢复，且对 HBV 具有一定的免疫力
   E. 接种乙肝疫苗后，HBsAb 阴性

9. 血红蛋白增高常见于

A. 妇女月经过多
B. 再生障碍性贫血
C. 胃溃疡
D. 真性红细胞增多症
E. 缺乏维生素 B_{12}

10. 白细胞计数增多常见于
    A. 流行性感冒
    B. 风疹
    C. 疟疾
    D. 伤寒
    E. 扁桃体炎

11. 淋巴细胞增多常见于
    A. 寄生虫
    B. 再生障碍性贫血
    C. 接触放射线
    D. 过敏性鼻炎
    E. 急性大出血

12. 成人血清尿素氮的正常值是
    A. 3.2～7.1mmol/L
    B. 1.8～6.5mmol/L
    C. 2.9～7.8mmol/L
    D. 4.2～7.1mmol/L
    E. 3.8～6.5mmol/L

13. 执业药师进行规范化药学服务的具体体现是
    A. 信息沟通能力
    B. 药历的书写
    C. 具备药学及中药学基本知识
    D. 具备药事管理及法规知识
    E. 高尚的职业道德

14. 经调查,在患者投诉中,对以下哪类问题的投诉占到了55%
    A. 对药师的服务态度不满意
    B. 药品的质量问题

C. 药品的数量问题
D. 用药后发生严重的不良反应
E. 价格异议

15. 下面哪一项不是患者用药咨询的主要内容
    A. 不良反应
    B. 适应病症
    C. 注射溶媒
    D. 用药剂量
    E. 药品价格

16. 儿童肾虚应该用
    A. 黄芪
    B. 熟地黄
    C. 白术
    D. 山楂
    E. 党参

17. 不属于蟾酥及含蟾酥中成药中毒症状的是
    A. 心律不齐
    B. 胸闷、心悸
    C. 恶心、呕吐
    D. 血压升高
    E. 大汗虚脱

18. 药物不良反应和药源性疾病的差别在于
    A. 病种不同
    B. 药品不同
    C. 剂量不同
    D. 用药方式不同
    E. 后果和危害程度不同

19. 我国第一部成药药典是
    A.《千金翼方》
    B.《普济方》
    C.《太平圣惠方》
    D.《太平惠民和剂局方》
    E.《外台秘要》

20. 创可贴的包装上应有下列哪项字样或图形符号
    A. 无菌
    B. 无细胞毒性
    C. 不致敏
    D. 无皮肤刺激
    E. 无热原

21. 药物的毒性作用是指
    A. 药物所致变态反应
    B. 药物超过最大剂量引起脏器损害
    C. 致病原产生耐受性
    D. 停药后的持续作用
    E. 遗传作用

22. 中药不良反应的监测方法不包括
    A. 走访调查
    B. 自愿呈报系统
    C. 集中监测系统
    D. 记录联结
    E. 记录应用

23. 感冒病名首见于
    A.《内经》
    B.《伤寒论》
    C.《诸病源候论》
    D.《丹溪心法》
    E.《仁斋直指方》

24. 感冒的基本病机是
    A. 邪犯于肺,肺气上逆
    B. 卫表不和,肺失宣肃
    C. 风热犯表,卫表失和
    D. 风寒外束,卫阳被郁
    E. 暑湿遏表,卫表不和

25. 不属于创可贴生物性能的是
    A. 无热原
    B. 无菌

    C. 无细胞毒性
    D. 不致敏
    E. 无皮肤刺激

26. 维吾尔族药味分为
    A. 8 种
    B. 9 种
    C. 7 种
    D. 10 种
    E. 6 种

27. 宗气的作用不含下列哪一项
    A. 呼吸强弱
    B. 护卫肌表
    C. 气血运行
    D. 四肢寒湿
    E. 心搏强弱

28. 按藏象学说的理论,心在液为
    A. 涕
    B. 涎
    C. 汗
    D. 泪
    E. 唾

29. "血海"是指下列哪条经脉
    A. 督脉
    B. 任脉
    C. 冲脉
    D. 带脉
    E. 阳维脉

30. 心主神明的生理功能主要依赖
    A. 心阴
    B. 心阳
    C. 心血
    D. 心气
    E. 心神

31. 按经脉的流注次序,手少阳经后接
    A. 手太阴经
    B. 手厥阴经
    C. 足少阳经
    D. 足少阴经
    E. 手少阴经

32. 把五脏、六腑、形体、官窍等全身组织器官联系成有机整体的是
    A. 精
    B. 经络
    C. 气
    D. 血
    E. 津液

33. 六淫致病纯属外邪的是
    A. 风
    B. 寒
    C. 暑
    D. 湿
    E. 燥

34. 影响正气最主要的因素是
    A. 外邪
    B. 体质
    C. 内伤病因
    D. 继发病因
    E. 气候变化

35. "血之余"是指
    A. 髓
    B. 齿
    C. 爪
    D. 发
    E. 筋

36. "利小便即所以实大便"治法的依据是
    A. 脾主运化水液
    B. 小肠泌别清浊
    C. 肾主二便
    D. 膀胱贮尿排尿
    E. 肺主通调水道

37. 劳神过度主要伤及
    A. 肝、脾
    B. 肺、脾
    C. 脾、肾
    D. 心、脾
    E. 心、肾

38. 以下属于病理产物形成的病因是
    A. 疠气
    B. 六淫
    C. 七情
    D. 痰饮
    E. 劳逸

39. 瘀血形成之后可致疼痛,其特点为
    A. 胀痛
    B. 掣痛
    C. 隐痛
    D. 灼痛
    E. 刺痛

40. 瘀血引起出血的特点
    A. 出血量多
    B. 出血颜色鲜明
    C. 出血量少
    D. 出血伴有血块
    E. 出血色淡质清稀

二、B型题（标准配伍题）

答题说明

以下提供若干组考题，每组考题共用在考题前列出的A、B、C、D、E五个备选答案。请从中选择一个与问题关系最密切的答案。某个备选答案可能被选择一次、多次或不被选择。

(41~44题共用备选答案)
A. 成为抢救病人毒物中毒解救团队中的一员
B. 使医师了解对新药系统评价的信息内容，为临床合理用药提供依据
C. 保证了治疗药物的安全有效，延长了患者的存活时间
D. 为药物经济学评价提供理论参数，为公正解决医患纠纷提供科学的论证指导
E. 增强公众健康意识，减少影响健康的危险因素

关于医师用药咨询
41. 药师向医师提供新药信息的目的是
42. 治疗药物监测的目的是
43. 药师向医师开展药品不良反应信息的咨询服务，有益于
44. 药师积极参与临床用药方案的设计，可以

(45~48题共用备选答案)
A. 两点终点法 3.10~5.70mmol/L
B. 一点终点法 0.56~1.70mmol/L
C. 两点终点法 1.90~3.61mmol/L
D. 0.21~0.78mmol/L
E. 直接遮蔽法 1.04~1.55mmol/L

关于血液生化检查，正常参考值范围
45. 血清总胆固醇(TC)参考值为
46. 三酰甘油酯(TC)(甘油三酯)参考值为
47. 低密度脂蛋白胆固醇(LDL-ch)参考值为
48. 极低密度脂蛋白胆固醇(VLDL-ch)参考值为

(49~52题共用备选答案)
A. 提供新药信息，提高新药科研水平
B. 预防药品不良反应的发生率，减少药源性疾病的发生率
C. 帮助患者按时、按量、按疗程使用药物
D. 节约治疗费用，提高治疗效益/费用比值，减少医药资源的浪费
E. 改善病情或症状，如疼痛、发热、哮喘、高血压、高血脂、高血糖等关于药学服务的效果

49. 属于提高药物治疗安全性的是
50. 属于提高药物治疗经济性的是
51. 属于提高药物治疗依从性的是
52. 属于提高药物治疗有效性的是

(53~55题共用备选答案)
A. 500mL
B. 30mL
C. 60mL
D. 90mL
E. 50mL

53. 中药注射液成分复杂、浓度过大，易引起输液时疼痛、皮肤潮红，甚至脉管炎等症状，一般应控制在每20~60mL中药注射剂用多少毫升左右的溶媒稀释
54. 100mL 0.9%氯化钠注射液中加入醒脑静注射液
55. 100mL 5%葡萄糖注射液中加入生脉注射液

(56~59题共用备选答案)
A. 滥用人参综合征
B. 汞中毒
C. 药物性鼻炎
D. 急性尿潴留
E. 黄疸

56. 长期使用朱砂安神丸的老年失眠患者可致
57. 长期使用六神丸的老年患者可致
58. 长期使用鼻黏膜血管收缩剂（麻黄素滴鼻液）的老年患者可致
59. 长期服用人参的老年患者可致

(60~61题共用备选答案)
A. 泻下
B. 活血
C. 行气
D. 收敛
E. 补气

60. 大黄用1~5g能
61. 大黄用0.05~0.3g能

(62~65题共用备选答案)
A. 原书9卷,81篇
B. 全书10卷,22篇
C. 全书3卷,25篇
D. 全书8卷,73篇
E. 全书10卷

62.《金匮要略》
63.《肘后方》
64.《素问》
65.《伤寒论》

(66~67题共用备选答案)
A. 君方
B. 臣方
C. 佐方
D. 使方
E. 民方

66. 在清热剂中,以冰片为主的方剂是
67. 在清热剂中,以红花为主的方剂是

(68~69题共用备选答案)
A. 产生络合物,妨碍吸收
B. 产生或增加毒性
C. 产生沉淀,降低药物疗效
D. 抑制药物活性
E. 引发药源性肝炎

68. 含镁、钙、铁等金属离子的中药与左旋多巴联用能
69. 金银花、黄芩等中药及其制剂与乳酶生联用能

(70~71题共用备选答案)
A. 泻下
B. 活血
C. 行气
D. 逐瘀
E. 破血

70. 苏木小剂量可
71. 苏木大剂量可

(72~73题共用备选答案)
A. 阿莫西林
B. 地高辛
C. 阿司匹林
D. 法莫替丁片
E. 地塞米松

72. 不宜与麝香保心丸联用的是
73. 不宜与银杏叶同时服用的是

(74~77题共用备选答案)
A. 藿香、黄芩、薏苡仁
B. 黄芪、太子参、白术
C. 山药、茯苓、白扁豆
D. 党参、当归、首乌
E. 补骨脂、菟丝子、熟地黄

74. 对于平时易感冒、多汗的气虚儿童可以选用的滋补药是
75. 对于体虚夹湿热的儿童可以选用的滋补药是
76. 对于面色苍白、舌胖的肾虚儿童可以选用的滋补药是
77. 对于乏力、夜寐不安的气血两虚儿童可以选用的滋补药是

(78~81题共用备选答案)
A. 损其有余
B. 热者寒之
C. 寒者热之
D. 阴盛则阳病
E. 阳盛则阴病

78. 实热证的具体治疗原则是
79. 阴阳偏盛的治疗原则是
80. 阴邪有余而致阳气受损被称为
81. 阳邪有余而致阴液受损被称为

(82~85题共用备选答案)
A. 熟地黄
B. 红花
C. 大枣
D. 黄芩
E. 川芎

82. 汁厚滋腻,易滞胃膈的药物是
83. 甘味过重,使气壅中满的药物是
84. 易耗气的药物是
85. 易破血的药物是

三、C型题(综合分析选择题)

答题说明

以下提供若干个案例,每个案例下设若干个考题。每一道考题下面有A、B、C、D、E五个备选答案。请从中选择一个最佳答案。

(86~90题共用题干)
患者,女,34岁。有痫证病史16年。近1年来,痫证发作日益频繁,自觉发作后神疲乏力,平素头晕目眩,心悸,健忘,腰膝酸软,查舌苔腻,脉细弱无力。

86. 该病例中医辨证当为
A. 心血不足
B. 脾气不足
C. 肾精不足
D. 心脾肾不足
E. 肝脾肾不足

87. 该病例中医治法当为
A. 补益心脾,益气养血
B. 补益心肾,健脾化痰
C. 健脾补肾,健脑宁神
D. 平肝健脾,补肾宁神
E. 平肝息风,健脾补肾

88. 该病例治疗方剂可选用
A. 大补元煎合六君子汤
B. 归脾汤
C. 养心汤
D. 天王补心丹
E. 定痫丹

89. 痫证日久,肾虚症状突出者,宜选用
A. 六味地黄丸
B. 大补元煎
C. 左归丸
D. 右归丸
E. 河车大造丸

90. 痫证日久不愈,神志恍惚,时时惊悸,或喜悲哭,宜选方
A. 百合地黄汤
B. 甘麦大枣汤
C. 天王补心丹
D. 六味地黄丸
E. 河车大造丸

(91~93题共用题干)
一男性患者,52岁,因类风湿关节炎,口服雷公藤片3次/日,每次2片,用药35天后,患者出现小便色黄,皮肤瘙痒,全身皮肤进行性黄染,遂入院治疗。

91. 患者在服用该类药物时,应该严格控制用药的剂量跟疗程,一般连续用药应该不超过
A. 2个月

B. 3个月
C. 4个月
D. 5个月
E. 6个月

92. 用药期间应定期随诊,注意检查
   A. 血、尿常规,心电图,肝肾功能
   B. 血常规,心电图,肾功能
   C. 尿常规,肝功能
   D. 血、尿常规,肝肾功能
   E. 心电图,肝肾功能

93. 以下哪类人群禁用此药
   A. 膀胱颈梗阻、甲状腺功能亢进、青光眼、高血压和前列腺肥大者
   B. 严重的贫血、白细胞和血小板降低者
   C. 有过敏史、过敏体质者
   D. 有呼吸系统病者
   E. 有神经系统病者

(94～97题共用题干)
2015年5月3日,某医师发现一类中药药品不良反应,然后迅速填写药品不良反应报告表呈交给药品不良反应监测中心。

94. 该医师属于
   A. 自愿呈报系统
   B. 集中呈报系统
   C. 重点医院监测
   D. 重点药物监测
   E. 重点时间监测

95. 中药不良反应监测方法不包括
   A. 走访调查
   B. 自愿呈报系统
   C. 集中监测系统
   D. 记录联结
   E. 记录应用

96. 药物不良反应过程描述包括全面的是
   A. 表现症状、体征情况、临床检验、处理情况
   B. 体征情况、临床检验、处理情况、处理结果

   C. 临床检验、处理情况、处理结果、表现症状
   D. 处理情况、处理结果、表现症状、体征情况
   E. 处理结果、表现症状、体征情况、临床检验

97. 药品不良反应监测报告监管系统组成包括
   A. 县级中心、省级中心、自治区中心、直辖市中心
   B. 县级中心、自治区中心、直辖市中心、国家中心
   C. 直辖市中心、县级中心、国家中心、省级中心
   D. 省级中心、国家中心、县级中心、直辖市中心
   E. 省级中心、国家中心、直辖市中心、自治区中心

(98～100题共用题干)
患者,女,35岁,因丧子,致胸脘痞满,不思饮食,倦怠乏力,日渐消瘦。某医诊治后嘱其丈夫高声责骂她,女子无故被骂,既气又怒,放声大哭。大哭后渐有食欲,开始进食,病情好转。

98. 该病应属
   A. 思伤心
   B. 思伤肝
   C. 思伤肺
   D. 思伤脾
   E. 思伤肾

99. 其所致气机紊乱是
   A. 气缓
   B. 气消
   C. 气乱
   D. 气上
   E. 气结

100. 诊治医生所采用的治法依据是
   A. 恐胜喜
   B. 怒胜思
   C. 喜胜悲

D. 悲胜怒 E. 恐胜思

四、X型题（多项选择题）

答题说明

以下每一道考题下面有 A、B、C、D、E 五个备选答案。请从中选择二个或二个以上的正确答案。

101. 藏医药的配伍原则有
    A. 君、臣、佐、使配伍原则
    B. 找温和的配伍原则
    C. 加减原则
    D. 寒、热药性分别配伍原则
    E. 毒性药物配伍原则

102. 根据药物咨询对象的不同，可将药物咨询分为
    A. 患者用药咨询
    B. 药师用药咨询
    C. 医师用药咨询
    D. 护士用药咨询
    E. 公众用药咨询

103. 下列可引起肝损伤的含汞类中药有
    A. 白降丹
    B. 轻粉
    C. 银朱
    D. 红粉
    E. 朱砂

104. 与剂量和药理作用无关的不良反应是
    A. 后遗效应
    B. 特异质反应
    C. 变态反应
    D. 首剂反应
    E. 继发反应

105. 尿酮体增高，属于非糖尿病酮尿的有
    A. 糖尿病尚未控制，持续出现酮尿
    B. 婴幼儿急性发热、腹泻中毒，常出现酮尿
    C. 寒冷、剧烈运动后、紧张状态出现酮尿
    D. 妊娠期服低糖性食物出现酮尿
    E. 甲状腺功能亢进出现酮尿

106. 红细胞沉降率病理性增快见于
    A. 风湿病（变态反应性结缔组织炎症）、结核病
    B. 急性细菌性感染所致的炎症
    C. 组织损伤及坏死
    D. 恶性肿瘤
    E. 各种原因造成的高球蛋白血症，例如多发性骨髓炎等

107. 关于单核细胞说法正确的是
    A. 具有活跃的变形运动和强大的吞噬功能
    B. 进入组织后转化为巨噬细胞，吞噬一般细菌、组织碎片、细胞内细菌（结核分枝杆菌）
    C. 通过吞噬抗原，传递免疫信息，活化T、B细胞，在特异性免疫中起重要作用
    D. 单核细胞增多可见于传染病或寄生虫病
    E. 单核细胞减少可见于血液病

108. 药学服务的效果有
    A. 改善疾病症状
    B. 降低发病率
    C. 缩短住院时间
    D. 提高治疗依从性
    E. 预防不良反应发生率

109. 下列可引起肝损伤的动物药有
    A. 斑蝥
    B. 鱼胆
    C. 蜈蚣
    D. 猪胆
    E. 蟾酥

110. 含雄黄的中成药引起的中毒症状包括
    A. 皮肤过敏
    B. 出血症状
    C. 恶心呕吐
    D. 心力衰竭
    E. 口中有金属味

111. 曾报道的六神丸的中毒表现有
    A. 过敏反应
    B. 消化道症状
    C. 循环系统症状
    D. 神经系统症状
    E. 泌尿系统症状

112. 《伤寒论》中的方剂配伍严谨,体现了君臣佐使的组方原则,包含的治法有
    A. 汗法
    B. 吐法
    C. 下法
    D. 和法
    E. 温法

113. 下列关于医疗器械的说法正确的有
    A. 单独或组合使用于人体的仪器、设备、器具等物品
    B. 单独或组合使用于人体的仪器、设备、器具、材料或者其他物品,包括所需要的软件
    C. 其用于人体体表内的作用不是用药理学、免疫学或代谢的手段获得
    D. 其用于人体体表内的作用是用药理学、免疫学或代谢的手段获得
    E. 可能有药理学、免疫学或代谢的手段参与,并起一定的辅助作用

114. 中药不良反应的引发因素有
    A. 用量过大
    B. 疗程过长
    C. 配伍失度
    D. 辨证不准
    E. 个体差异

115. 服用马钱子中毒的原因有
    A. 毒性蓄积
    B. 药材品种混杂
    C. 长期服用
    D. 大剂量服用
    E. 个体差异

116. 《素问》创建的医学理论有
    A. 阴阳
    B. 脏腑
    C. 经络
    D. 五行
    E. 精、气、神

117. 针对中药不良反应的处理方法有
    A. 洗胃、灌肠排毒
    B. 活性炭吸附
    C. 大量饮用浓茶
    D. 饮用甘草、绿豆汤
    E. 采用拮抗剂或透析支持疗法

118. 对哪些特殊患者应单设一个比较隐蔽的咨询环境
    A. 计划生育患者
    B. 妇产科患者
    C. 泌尿科患者
    D. 呼吸科患者
    E. 性病科患者

119. 肝功能不全者用药基本原则和注意事项有
   A. 明确疾病诊断和治疗目的
   B. 忌用有肝毒性的药物
   C. 注意药物的相互作用,避免产生新的肝损伤
   D. 坚持少而精的用药原则
   E. 定期肝功能检查,及时调整方案

120. 含马兜铃酸,会导致肾衰的中药有
   A. 天仙藤
   B. 大黄
   C. 寻骨风
   D. 牛膝
   E. 马兜铃

参 考 答 案

1. B	2. C	3. A	4. A	5. B	6. D	7. E	8. E	9. D	10. E
11. B	12. A	13. B	14. A	15. C	16. B	17. D	18. D	19. D	20. A
21. B	22. A	23. E	24. B	25. A	26. A	27. B	28. C	29. C	30. C
31. C	32. B	33. C	34. B	35. D	36. B	37. D	38. D	39. E	40. D
41. B	42. C	43. D	44. A	45. A	46. B	47. C	48. D	49. B	50. D
51. C	52. E	53. A	54. B	55. C	56. B	57. E	58. C	59. A	60. A
61. D	62. C	63. D	64. A	65. B	66. A	67. B	68. A	69. D	70. B
71. E	72. B	73. D	74. B	75. A	76. E	77. D	78. B	79. A	80. D
81. E	82. A	83. C	84. E	85. B	86. D	87. B	88. A	89. E	90. B
91. B	92. A	93. B	94. C	95. A	96. A	97. E	98. D	99. E	100. B

101. ABCD 　　102. ACDE 　　103. ABCDE 　　104. BC 　　105. BCDE
106. ABCDE 　　107. ABCD 　　108. ABCDE 　　109. ABCDE 　　110. ABCDE
111. AB 　　112. ABCDE 　　113. BCE 　　114. ABCDE 　　115. CD
116. ABCDE 　　117. ABCDE 　　118. ABCE 　　119. ABCDE 　　120. ACE

试卷标识码：

国家执业药师资格考试

中药学综合知识与技能
押题秘卷（二）

考生姓名：_____

准考证号：_____

考　　点：_____

考 场 号：_____

一、A 型题（单句型最佳选择题）

答题说明

以下每一道考题下面有 A、B、C、D、E 五个备选答案。请从中选择一个最佳答案。

1. 藏医中的三因源于五元,隆与五元中哪一元相同
   A. 风元
   B. 水元
   C. 土元
   D. 火元
   E. 空元

2. 若体型偏瘦,食量大,消化吸收功能旺盛,个性外向活泼,爱动,属于
   A. 偏阳质
   B. 偏阴质
   C. 阴阳平和质
   D. 阳虚
   E. 气虚

3. 下列关于尿酸的临床意义,叙述不正确的是
   A. 尿酸增高见于痛风疾病
   B. 核蛋白代谢增强表现为尿酸增高
   C. 食用高嘌呤食物、木糖醇摄入过多会引起生理性尿酸增高
   D. 高糖、高脂肪饮食会引起尿酸增高
   E. 尿酸减少见于肾功能不全、痛风发作前期

4. 成人晨尿尿比重的正常参考值为
   A. 1.003～1.030
   B. 1.002
   C. 1.015～1.025
   D. >1.025
   E. 1.002～1.004

5. 下列哪一项不属于药学服务的主要实施内容
   A. 把医疗、药学、护理有机地结合在一起,让医师、药师、护士齐心协力,共同承担医疗责任
   B. 既为患者个人服务,又为整个社会的国民健康教育服务
   C. 代替医护人员制订和实施药物治疗方案
   D. 指导、帮助患者合理地使用药物
   E. 提供药学信息服务,促进医药合作,保证患者用药的安全、有效和经济

6. 对疾病急性期及明显肝功能损害者不应用
   A. 山药
   B. 六味地黄丸
   C. 砒石
   D. 山楂
   E. 牛黄

7. 药物对胎儿的致畸作用可表现在哪些方面
   A. 表现为功能
   B. 表现为功能,也表现为形态
   C. 表现为数量
   D. 表现为面积
   E. 表现为形态

8. 婴幼儿用药不宜
   A. 辅以健脾和胃之品
   B. 滥用滋补品
   C. 辅以凉肝定惊之品
   D. 及时用药
   E. 使用轻清之品

9. 关于尿液中出现葡萄糖,下列说法不正确的是

A. 血糖水平过高
B. 肾小球滤过葡萄糖速度过快
C. 近端肾小管重吸收葡萄糖过慢
D. 肾小球滤过葡萄糖量超过肾小管重吸收的最大能力
E. 泌尿系统感染(膀胱炎、尿道炎)

10. 老年人发病用药时应
    A. 首先明确是否需要进行药物治疗
    B. 马上住院治疗
    C. 不管是否对症都要用药
    D. 多用贵药、好药
    E. 一定要用补益药

11. 下列哪项不是引起乌头类药物中毒的原因
    A. 药物生用
    B. 皮肤接触
    C. 服用过量
    D. 煎煮过短
    E. 与酒同服

12. 以下哪项针法适用于需要持续留针的慢性疾病以及经常发作的疼痛性疾病
    A. 三棱针法
    B. 皮肤针法
    C. 皮内针法
    D. 提针法
    E. 火针法

13. 头重如裹,周身困重,四肢瘦懒沉重是感受何种外邪
    A. 风
    B. 寒
    C. 暑
    D. 湿
    E. 燥

14. 关于患者投诉的处理,正确的是
    A. 接待患者的地点宜选择在门诊大厅、医院药房等场所
    B. 一般性的投诉,可由当事人接待患者
    C. 接待患者投诉时,接待者的举止行为要点第一是尊重、第二是微笑
    D. 接待患者时,应该自己先坐下,患者后坐下
    E. 如果投诉即时发生,则应争取在现场应对投诉,解决全部问题

15. 中药处方应注意组方配伍,中成药的使用也应注意各药物之间的配伍使用,脑梗死患者如辨证属血瘀为主可予以
    A. 黄芪注射液与复方丹参注射液同用
    B. 血塞通注射液与黄芪注射液同用
    C. 血塞通注射液与复方丹参注射液同用
    D. 黄芪注射液与红花注射液同用
    E. 血塞通注射液与红花注射液同用

16. 咳嗽初起,最易"闭门留寇"的是哪类药
    A. 苦寒药
    B. 温补药
    C. 收涩药
    D. 镇咳药
    E. 通下药

17. 下列关于喘证治疗的各项叙述中,错误的是
    A. 实喘以祛邪利气为主
    B. 虚喘以培补摄纳为主
    C. 实喘可采用温化宣肺、清化肃肺、化痰理气的方法
    D. 虚喘或补肺,或健脾,或益肾
    E. 实喘难治,虚喘易疗

18. 下列维吾尔族药以药剂口味命名的是
    A. 热未改尼巴旦木台里合
    B. 库日斯孜亚比提
    C. 买朱尼加拉里丁合田尼
    D. 艾比衣密萨克

E. 买朱尼达瓦衣米西克

19. 我国第一本证候学专著是
   A.《黄帝内经》
   B.《伤寒论》
   C.《金匮要略方论》
   D.《诸病源候论》
   E.《温疫论》

20. 以水谷之精气为主要来源的是
   A. 宗气
   B. 卫气
   C. 营气
   D. 原气
   E. 经络之气

21. 六淫邪气中属阴的是
   A. 风
   B. 暑
   C. 热
   D. 湿
   E. 火

22. 人体最大的脏腑是指
   A. 胃
   B. 心
   C. 肺
   D. 小肠
   E. 三焦

23. 构成并决定体质差异的最根本因素是
   A. 精气
   B. 脏腑的形态结构与功能
   C. 血
   D. 生长环境
   E. 津液

24. 阴阳互根是指
   A. 阴阳双方互相对立

B. 阴阳双方互相转化
C. 阴阳双方互为消长
D. 阴阳双方各以对方为存在的前提
E. 阴阳双方独立存在

25. 五行学说认为，不属于脾病诊断依据的是
   A. 面色萎黄
   B. 口泛甜味
   C. 多唾
   D. 肌肉消瘦
   E. 唇淡无华

26. 能治"隆"病的药性是
   A. 轻、糙
   B. 重、腻
   C. 锐、热
   D. 凉、软
   E. 干、轻

27. 接种乙肝疫苗会出现
   A. HBsAg 阳性
   B. HBeAg 阳性
   C. HBeAb 阳性
   D. HBcAb 阳性
   E. HBsAb 阳性

28. 关于中性粒细胞计数增减的临床意义，下列说法不正确的是
   A. 急性、化脓性感染，中性粒细胞增多
   B. 全身性感染，中性粒细胞增多
   C. 尿毒症、糖尿病酮症酸中毒等，中性粒细胞增多
   D. 某些病毒感染（如乙肝、麻疹、流感），中性粒细胞增多
   E. 重金属或有机物中毒，放射线损伤，中性粒细胞减少

29. 下列引起尿酸度增高的因素不正确的是
   A. 代谢性或呼吸性碱中毒

B. 感染性膀胱炎,长期呕吐
C. 草酸盐和磷酸盐结石症
D. 应用酸性药物,例如维生素 C 等
E. 应用碱性药物,例如碳酸氢钠、乳酸钠等

30. 血清丙氨酸氨基转移酶的英文缩写是
    A. GOP
    B. GPT
    C. ALP
    D. AST
    E. HBV

31. 血小板计数的参考范围是
    A. $(100 \sim 150) \times 10^9/L$
    B. $(100 \sim 200) \times 10^9/L$
    C. $(100 \sim 250) \times 10^9/L$
    D. $(100 \sim 300) \times 10^9/L$
    E. $(100 \sim 350) \times 10^9/L$

32. 导致着痹发生的主要邪气是
    A. 寒邪
    B. 湿邪
    C. 热邪
    D. 风邪
    E. 火邪

33. 具有升散而又有夹湿特性的邪气是
    A. 湿邪
    B. 燥邪
    C. 热邪
    D. 暑邪
    E. 寒邪

34. 感受寒邪而致的"中寒"是指
    A. 寒邪伤于肌表
    B. 寒邪入中经脉
    C. 寒邪自内而生
    D. 寒邪直中脏腑
    E. 寒邪侵及血分

35. 下列不属火邪致病特点的是
    A. 易伤津耗气
    B. 易生风动血
    C. 易扰神明
    D. 易致肿疡
    E. 易阻遏气机

36. 思虑过度,易导致
    A. 肝失疏泄
    B. 心气紊乱
    C. 肾气虚弱
    D. 脾气郁结
    E. 肺失宣肃

37. 中医认识发病原理的主要角度是
    A. 脏腑失调
    B. 阴阳失调
    C. 饮食失调
    D. 气血失常
    E. 正邪相搏

38. 疾病发生的内在因素是
    A. 邪胜正负
    B. 正气不足
    C. 邪气强盛
    D. 正虚邪去
    E. 正胜邪衰

39. 疾病发生的重要条件是
    A. 情绪
    B. 正气
    C. 邪气
    D. 饮食习惯
    E. 生活环境

40. 下列不属于疫病发生流行原因的是
    A. 社会因素
    B. 气候因素
    C. 隔离因素

D. 环境因素   E. 体质因素

二、B型题（标准配伍题）

答题说明

以下提供若干组考题，每组考题共用在考题前列出的 A、B、C、D、E 五个备选答案。请从中选择一个与问题关系最密切的答案。某个备选答案可能被选择一次、多次或不被选择。

(41~44题共用备选答案)
A. 毒副作用
B. 变态反应
C. 引起轻微的反应或疾病，症状可不治而愈
D. 可致残、致畸、致癌
E. 不良反应症状明显，常累及重要的器官或系统

41. 与药物剂量有关的不良反应是
42. 轻度不良反应是
43. 中度不良反应是
44. 重度不良反应是

(45~46题共用备选答案)
A. 促进医药合作，保证患者用药安全、有效和经济
B. 及时发现、正确认识不良反应，采取相应的防治措施
C. 用药的合理化
D. 获得最佳的治疗效果、承受最低的治疗风险，与医师共同承担医疗责任
E. 普及合理用药的理念和基本知识，提高用药依从性

关于药学服务的具体工作
45. 药师参与健康教育的目的是
46. 通过开展用药咨询、提供药学信息服务，可以

(47~50题共用备选答案)
A. 生理性增多
B. 病理代偿性增多
C. 继发性增多
D. 病理代偿性和继发性增多
E. 真性红细胞增多

红细胞绝对性增多的临床意义
47. 机体缺氧和高原生活，属于
48. 剧烈运动或体力劳动，属于
49. 高山病和肿瘤（肾癌、肾上腺肿瘤）患者，属于
50. 原因不明的慢性骨髓功能亢进，属于

(51~52题共用备选答案)
A. 在溶血性黄疸时明显增加
B. 在阻塞性黄疸时明显减少
C. 见于急性白血病
D. 见于直肠癌
E. 服用抗凝血药华法林等

粪胆原的临床意义
51. 粪胆原增加
52. 粪胆原减少

(53~55题共用备选答案)
A. HBsAg 阳性
B. HBeAg 阳性
C. HBsAg、HBeAg 和 HBsAb 同为阳性
D. HBsAg、HBeAb 和 HBcAb 同为阳性
E. 为最具有传染性的一类肝炎，应尽快隔离

关于"大三阳"和"小三阳"的临床意义
53. 在临床上称为"大三阳"
54. 在临床上称为"小三阳"
55. 乙型肝炎血清学检查为"大三阳"的，同时见 AST 及 ALT 升高，则说明

(56~59题共用备选答案)
A. 血清总蛋白增高
B. 白蛋白浓度降低
C. 球蛋白增高
D. 血清球蛋白浓度降低
E. A/G(白蛋白和球蛋白比值)<1

关于血清蛋白检查结果的临床意义
56. 见于多种原因脱水所致的血液浓缩的是
57. 见于摄入不足、消化吸收不良的营养不良的是
58. 见于应用肾上腺皮质激素和免疫制剂、免疫功能抑制的是
59. 提示有慢性肝炎、肝硬化、肝实质性损害、肾病综合征的是

(60~61题共用备选答案)
A. 真性红细胞增多症
B. 脾功能亢进
C. 脾摘除术后
D. 风湿病
E. 骨髓增生病

60. 血小板减少可见于
61. 血沉增快可见于

(62~65题共用备选答案)
A. 肉桂
B. 番泻叶
C. 板蓝根
D. 苍耳子
E. 麻黄

62. 服用过量可能出现血尿的是
63. 毒性成分为植物蛋白的是
64. 服用过量可能引起尿潴留的是
65. 可引起血小板减少性紫癜的是

(66~69题共用备选答案)
A. 整体观念
B. 辨证论治
C. 证

D. 症
E. 病

66. 中医学认为的内外环境的统一和机体自身整体性的思想称为
67. 同病异治、异病同治反映了中医学的什么特点
68. 有特定病因、发病形式、病机、发病规律和转归的一种完整过程,称为
69. 病人的异常感觉和病态反应称为

(70~73题共用备选答案)
A. 木
B. 火
C. 土
D. 金
E. 水

70. 肝属
71. 脾属
72. 心属
73. 肾属

(74~77题共用备选答案)
A. 胃
B. 肺
C. 脾
D. 三焦
E. 肾

74. 后天之本为
75. 孤腑为
76. 华盖为
77. 太仓为

(78~80题共用备选答案)
A. 同病异治
B. 异病同治
C. 辨证
D. 论治
E. 辨证论治

78. 决定治疗的前提和依据称为

79. 中医学认识治疗疾病的过程称为

80. 同一种疾病,由于发病的时间、地区及患者的机体反应不同或处于不同的阶段,表现的证不同,治法也不同,称为

(81~83题共用备选答案)
A.《本草纲目》
B.《重修政和经史证类备急本草》
C.《神农本草经》
D.《温疫论》
E.《黄帝内经》

81. 最早的一部中医典籍是

82. 我国现存最早的药物学专著是

83. 现存最早的完整的古本草合刊本是

(84~85题共用备选答案)
A. $(4.0 \sim 10.0) \times 10^9/L$
B. $(3.5 \sim 10.0) \times 10^9/L$
C. $(15.0 \sim 20.0) \times 10^9/L$
D. $(5.0 \sim 12.0) \times 10^9/L$
E. $(6.0 \sim 10.0) \times 10^9/L$

白细胞计数
84. 成人静脉血的参考范围是
85. 新生儿的参考范围是

三、C型题(综合分析选择题)

答题说明
以下提供若干个案例,每个案例下设若干个考题。每一道考题下面有A、B、C、D、E五个备选答案。请从中选择一个最佳答案。

(86~91题共用题干)
患者,男,46岁。黑龙江省大兴安岭伐木工人。因汗出受风诱发腰痛月余,于10月26日来诊。自述腰痛重着,转侧不能,热敷后症可减轻,阴雨天加重。伴有畏寒肢冷,双下肢冷凉尤甚,舌苔白腻,脉沉而缓。

86. 该病例为何种类型腰痛
A. 寒湿腰痛
B. 湿热腰痛
C. 肾虚腰痛
D. 血瘀腰痛
E. 风湿腰痛

87. 患者因汗出受风诱发腰痛,与下述何者之虚有关
A. 肺虚、表气不固
B. 脾虚、水湿不化
C. 肾虚、邪客腰府
D. 督任冲带经脉空虚
E. 足太阳经络空虚

88. 腰痛发病,以何者之虚为关键
A. 肝虚,筋脉失养
B. 脾虚,肌肉失养
C. 肾虚,腰府失养
D. 足太阳经络空虚
E. 督任冲带经脉空虚

89. 该病例的治疗应该
A. 治本为主,兼以治标
B. 治标为主,兼以治本
C. 标本并重,标本同治
D. 先治本,后治标
E. 治标则可,不必治本

90. 该类腰痛,如左右不定,牵及两腿,或连肩背,或关节游走性冷痛,宜选方
A. 肾着汤合金匮肾气丸
B. 肾着汤合独活寄生汤
C. 肾着汤合桂枝汤
D. 身痛逐瘀汤
E. 防风汤

91. 假如该证失于治疗,日久出现腰膝酸软、阳痿、脉沉细无力,治当
A. 散寒祛湿为主,兼补肾阳
B. 祛风祛湿为主,兼补肾元

C. 补肾培元为主,兼除风湿

D. 补肾助阳为主,兼除寒湿

E. 补肾为主,兼以活血化瘀

A. 易变后出

B. 细贵后出

C. 易燃后出

D. 先产后出

E. 近效期后出

(92~93题共用题干)

患者表现有恶心呕吐,腹痛阵作,泻下急迫,粪色黄褐而臭,口渴欲饮,舌象可见舌质红,舌苔色黄,舌面上覆有一层颗粒细腻而紧密的滑黏苔垢,刮之难去。

92. 该患者的舌苔为

A. 白腻苔

B. 黄腻苔

C. 腐苔

D. 镜面苔

E. 花剥苔

93. 其病机是

A. 心脾有热

B. 寒湿阻滞

C. 脾胃虚热

D. 湿热内蕴

E. 胃阴不足

(97~98题共用题干)

某患者,中风后肢体瘫痪,卧床已年余,臀部生褥疮,不红不痛,气息短弱,食少声低,面色淡白,舌质淡。

97. 该证属于

A. 阳虚血瘀证

B. 气虚血瘀证

C. 气血两虚证

D. 气阴两虚证

E. 气滞血瘀证

98. 有可能出现的脉象是

A. 脉沉细无力

B. 脉洪有力

C. 脉迟

D. 脉缓

E. 脉弦

(94~96题共用题干)

某中药贮藏仓库在进行例行检查,发现一部分药材长了蛀虫,一部分饮片完好。

94. 最利于蛀虫生长繁殖的温度是

A. 15℃~25℃

B. 20℃~30℃

C. 26℃~36℃

D. 18℃~35℃

E. 20℃~38℃

95. 饮片的水分一般不超过

A. 7%

B. 9%

C. 11%

D. 13%

E. 15%

96. 药品不应该长时间贮存,应做到

(99~100题共用题干)

患者,女,经常咳嗽,心腹筋骨疼痛,久泻,便血,多尿,医师开方里有米壳。

99. 米壳又称

A. 罂粟

B. 穿山甲

C. 薏米

D. 土鳖虫

E. 山豆根

100. 米壳成人一次的常用量为每天

A. 3~6g

B. 10~15g

C. 6~9g

D. 20~30g

E. 15~20g

四、X 型题（多项选择题）

答题说明

以下每一道考题下面有 A、B、C、D、E 五个备选答案。请从中选择二个或二个以上的正确答案。

101. 对特殊用药人群需要特别详细提示服用药品的方法,特殊人群如下列
    A. 婴幼儿
    B. 孕妇
    C. 老年人
    D. 少数民族
    E. 国外来宾

102. 一次性使用输液器的生物性能是
    A. 无菌
    B. 无细胞毒性
    C. 无热原
    D. 无溶血反应
    E. 无皮肤刺激

103. 蒙药传统剂型中的油剂主要适用于治疗
    A. 热性顽症
    B. 年迈体弱者
    C. 久病体虚
    D. 发病初期
    E. 肾虚

104. 粪外观检查结果的临床意义,包括
    A. 稀糊状或水样粪便见于多种肠道感染性或非感染性腹泻
    B. 米泔水样便见于霍乱、副霍乱
    C. 黏液便见于小肠炎症、大肠炎症
    D. 脓血便主要见于细菌性痢疾、阿米巴痢疾等
    E. 鲜血便主要见于痔疮、肛裂、息肉等下消化道出血

105. 白细胞分类计数分别是
    A. 中性粒细胞 50% ~ 70%
    B. 嗜酸性粒细胞 1% ~ 5%
    C. 嗜碱性粒细胞 0 ~ 1%
    D. 淋巴细胞 20% ~ 40%
    E. 单核细胞 10% ~ 20%

106. 血液中淀粉酶活性增高的临床意义是
    A. 用于急性胰腺炎的诊断
    B. 可见于急性腮腺炎、胆囊炎
    C. 可见于消化道溃疡穿孔、肠梗阻
    D. 可见于创伤性休克、大手术后、急性酒精中毒
    E. 肝癌、肝硬化、糖尿病

107. 肾功能检查,正常值的参考范围是
    A. 血清尿素氮(BUN),速率法,成人 32 ~ 71mmol/L
    B. 血清尿素氮(BUN),速率法,婴儿、儿童 18 ~ 65mmol/L
    C. 血肌酐,Taff 法,男性 62 ~ 115μmol/L,女性 53 ~ 97μmol/L
    D. 血肌酐,苦味酸法,全血 88.4 ~ 176.81μmol/L
    E. 血肌酐,苦味酸法,血清男性 53 ~ 106μmol/L,女性 44 ~ 97μmol/L

108. 尿血红蛋白阳性见于
    A. 创伤
    B. 阵发性血红蛋白尿及引起血尿的疾病
    C. 微血管性溶血性贫血
    D. 用阿司匹林、磺胺药等
    E. 顽固性便秘、肠梗阻等

109. 尿肌红蛋白,见于
    A. 挤压综合征、手术创伤等

B. 原发性肌肉疾病

C. 局部缺血性肌红蛋白尿

D. 代谢性疾病

E. 酒精、药物（两性霉素、海洛因、巴比妥类）中毒

110. 血清 γ-谷氨酰转移酶增高的临床意义有

　　A. 阻塞性黄疸性胆管炎

　　B. 心肌梗死

　　C. 酒精性肝硬化

　　D. 急性胰腺炎

　　E. 前列腺肿瘤

111. 可引起非糖尿病酮尿的有

　　A. 甲状腺功能亢进

　　B. 甲状腺功能低下

　　C. 伤寒

　　D. 麻疹

　　E. 妊娠期

112. 可出现大便镜检白细胞增多的疾病有

　　A. 细菌性痢疾

　　B. 溃疡性结肠炎

　　C. 结肠癌

　　D. 阿米巴痢疾

　　E. 出血性肠炎

113. 血清球蛋白增高可见于

　　A. 炎症

　　B. 免疫功能抑制

　　C. 自身免疫性疾病

　　D. 营养不良

　　E. 淋巴瘤

114. 医师用药咨询的内容主要包括

　　A. 新药信息

　　B. 合理用药信息

　　C. 治疗药物监测

　　D. 药品不良反应

　　E. 禁忌证

115. 沟通的意义在于

　　A. 使患者获得有关用药的指导，以利于疾病的治疗

　　B. 提高用药的有效性、依从性和安全性

　　C. 可确立药师的价值感，树立药师形象，提高公众对药师的认知度

　　D. 沟通是了解患者心灵的窗口，药师可以从中获取患者的信息、问题

　　E. 通过药师科学、专业、严谨、耐心的回答，解决患者在药物治疗过程中的问题

116. 婴幼儿合理使用中药的原则是

　　A. 不宜滥用滋补之品

　　B. 宜佐健脾和胃之品

　　C. 宜佐凉肝定惊之品

　　D. 用药及时，用药轻

　　E. 宜用轻清之品

117. 以下哪些是含汞类矿物

　　A. 朱砂

　　B. 轻粉

　　C. 红粉

　　D. 升汞

　　E. 雄黄

118. 婴幼儿体虚、面黄、消瘦、厌食，宜选用

　　A. 山药

　　B. 稻芽

　　C. 茯苓

　　D. 白术

　　E. 扁豆

119. 小儿肾虚，发育迟缓宜用

　　A. 人参

　　B. 熟地黄

C. 肉苁蓉
D. 菟丝子
E. 补骨脂

120. 用药不当,可导致急性肾衰竭的中药材有

A. 草乌
B. 雷公藤
C. 马兜铃
D. 寻骨风
E. 土荆芥

参考答案

1. A	2. A	3. D	4. C	5. C	6. C	7. B	8. B	9. E	10. A
11. B	12. C	13. D	14. C	15. C	16. C	17. E	18. A	19. D	20. C
21. D	22. E	23. B	24. D	25. C	26. B	27. E	28. D	29. D	30. B
31. D	32. B	33. D	34. D	35. E	36. D	37. E	38. B	39. C	40. E
41. A	42. C	43. E	44. D	45. E	46. A	47. A	48. A	49. D	50. E
51. A	52. B	53. C	54. D	55. E	56. A	57. B	58. D	59. E	60. B
61. D	62. A	63. D	64. B	65. C	66. A	67. B	68. E	69. D	70. A
71. C	72. B	73. E	74. C	75. D	76. B	77. A	78. C	79. E	80. A
81. E	82. C	83. B	84. B	85. C	86. A	87. C	88. C	89. B	90. B
91. A	92. B	93. D	94. D	95. D	96. A	97. C	98. A	99. A	100. A

101. ABCDE 102. AC 103. BCE 104. ABCDE 105. ABCD
106. ABCD 107. ABCDE 108. ABCD 109. ABCDE 110. ABCDE
111. ACDE 112. ABDE 113. ACE 114. ABCDE 115. ABCDE
116. ABCDE 117. ABCD 118. ABCDE 119. BCDE 120. ABCDE

试卷标识码:

国家执业药师资格考试

中药学综合知识与技能
押题秘卷（三）

考生姓名：_____

准考证号：_____

考　　点：_____

考　场　号：_____

一、A 型题（单句型最佳选择题）

答题说明

以下每一道考题下面有 A、B、C、D、E 五个备选答案。请从中选择一个最佳答案。

1. 天癸的产生主要取决于
   A. 肝血的充足
   B. 肾中精气的充盛
   C. 脾气的健运
   D. 肾阴的滋润
   E. 肾阳的蒸化

2. 有"轻、动、糙、燥"属性的是
   A. 风
   B. 火
   C. 水
   D. 土
   E. 空

3. 下列十二经脉气血流注次序中正确的是
   A. 足少阳→手阳明→足阳明
   B. 手厥阴→手少阳→足少阳
   C. 足阳明→足少阳→足厥阴
   D. 手少阴→足厥阴→手太阴
   E. 手太阴→手太阳→足太阳

4. 下列关于血清尿素氮增高的临床意义，说法不正确的是
   A. 严重的肾盂、肾炎等肾脏疾病
   B. 泌尿系统结石
   C. 前列腺疾病使尿路梗阻
   D. 脱水、高蛋白饮食
   E. 急性肝萎缩、中毒性肝炎等

5. 有关尿比重的叙述，说法不正确的是
   A. 尿比重系指在4℃时，尿液与同体积纯水的重量之比
   B. 尿比重数值的大小取决于尿液中溶解物质（尿素、氯化钠）的浓度
   C. 尿比重的参考范围：干化学试带法，成人晨尿 1.015～1.025
   D. 慢性肾炎、慢性肾功能不全、慢性肾盂肾炎等尿比重增高
   E. 急性肾小球肾炎、心力衰竭、糖尿病等尿比重也增高

6. 淋巴细胞减少见于
   A. 流行性腮腺炎
   B. 病毒性肝炎
   C. 结核
   D. 长期应用肾上腺皮质激素
   E. 淋巴瘤

7. 膀胱炎患者所出现的蛋白尿为
   A. 肾小球性蛋白尿
   B. 溢出性蛋白尿
   C. 混合性蛋白尿
   D. 生理性蛋白尿
   E. 假性蛋白尿

8. 消化道溃疡出血的患者其粪隐血试验阳性的特点是
   A. 出血量大且呈持续性
   B. 出血量小但呈持续性
   C. 出血量大但呈非持续性
   D. 出血量小且呈非持续性
   E. 以上都不是

9. 以下哪类疾病可见白细胞减少
   A. 流行性感冒
   B. 各种细菌感染
   C. 恶性肿瘤
   D. 尿毒症

E. 糖尿病酮症酸中毒

10. 乙型肝炎血清检查,下列哪项指标的妊娠期妇女,可将乙肝病毒传染给新生儿
    A. GPT 升高
    B. GOP 升高
    C. HBsAg 和 HBeAg 均为阳性
    D. HBsAg 阳性
    E. HBeAb 阳性

11. 患者上腹疼痛,血淀粉酶3800U/L,可初步推断为
    A. 急性心肌梗死
    B. 肝硬化
    C. 急性胰腺炎
    D. 阻塞性黄疸
    E. 慢性肾炎

12. 磷酸激酶增高多见于
    A. 肾盂肾炎
    B. 急性胰腺炎
    C. 甲状腺功能亢进
    D. 急性心肌梗死
    E. 痛风

13. 药历的内容不包括
    A. 用药方案
    B. 用药经过
    C. 用药指导
    D. 药学监护计划
    E. 药物效应动力学数据

14. 以下人体器官中,对解毒及药物转化和代谢最重要的是
    A. 心脏
    B. 肝脏
    C. 胃
    D. 小肠
    E. 肺

15. 老年人不宜长期使用的药物为
    A. 山药
    B. 阿胶
    C. 黄芪
    D. 大枣
    E. 六神丸

16. 以下有关婴幼儿使用滋补药的表述正确的是
    A. 虚则补之
    B. 随时都可服用
    C. 攻补兼施
    D. 无论虚与不虚都可服用
    E. 与成人一样

17. 老年人在何时服用滋补药效果最好
    A. 一年四季
    B. 春季
    C. 夏季
    D. 秋季
    E. 冬季

18. 追风丸中的有毒中药是
    A. 附子
    B. 朱砂
    C. 蟾酥
    D. 轻粉
    E. 雄黄

19. 伤科七味片服用过量的主要中毒表现为
    A. 朱砂中毒特征
    B. 马钱子中毒特征
    C. 蟾酥中毒特征
    D. 雄黄中毒特征
    E. 千金子中毒特征

20. 大剂量服用,其有毒成分直接作用于肝脏,损害肝细胞而发生黄疸的有毒中药是
    A. 黄药子
    B. 雄黄

C. 朱砂

D. 蟾酥

E. 马钱子

C. 含蟾酥的中成药

D. 含半夏的中成药

E. 含马钱子的中成药

21. 过量服用可引起口腔咽喉干痛、烧灼感、口中有金属味等中毒反应的中药是
   A. 乌头类中药
   B. 含马钱子的中成药
   C. 含雄黄的中成药
   D. 含蟾酥的中成药
   E. 含朱砂的中成药

22. 下列对药物副作用的特点描述哪项是正确的
   A. 发生快,后果严重
   B. 发生慢,后果不严重
   C. 症状较轻,停药可逆转
   D. 症状较重,但可逆转
   E. 症状较重,但不可逆转

23. 服用过量可致各种出血症状的有毒药物是
   A. 马钱子
   B. 雄黄
   C. 蟾酥
   D. 黄药子
   E. 朱砂

24. 国家食品药品监督管理总局对药品不良反应监测实行的是
   A. 定期通报
   B. 定期公布药品再评价结果
   C. 不定期通报
   D. 不定期通报,并公布药品再评价结果
   E. 公布药品再评价结果

25. 过量服用,主要作用于神经系统,尤其是迷走神经的有毒中药是指
   A. 含雄黄的中成药
   B. 乌头类药物

26. 中国最早的一部对针灸学的发展奠定了坚实基础,被称为《针经》的是
   A.《素问》
   B.《伤寒论》
   C.《金匮要略》
   D.《灵枢》
   E.《温疫论》

27. 关于药学信息描述正确的是
   A. 是指通过印刷品、光盘或网络等载体传递的有关药学方面的各种知识
   B. 有关药物方面的各种知识
   C. 一些与临床药学有关的各种药学信息
   D. 药物信息与药学信息相同
   E. 以上都不对

28. 下列选项中,属于胸痹主症的是
   A. 胸部闷痛甚则胸痛彻背,休息或用药后可缓解
   B. 自觉心中悸动不安,心搏异常
   C. 咳嗽,胸痛,脓血痰
   D. 胸胁胀痛,持续不解,多伴有咳唾
   E. 心下有气攻冲作痛

29. "胸痹,心中痞气。气结在胸,胸满,胁下逆抢心……"治宜何方
   A. 乌头赤石脂丸
   B. 瓜蒌薤白白酒汤
   C. 瓜蒌薤白半夏汤
   D. 枳实薤白桂枝汤
   E. 人参养营汤

30. 下列哪项与精的功能无关
   A. 生殖作用
   B. 促进生长

C. 推动气血运行
D. 生髓化血
E. 滋养作用

31. 属真热假寒证的是
   A. 阴盛阳衰
   B. 阳盛阴衰
   C. 阳盛格阴
   D. 阴盛格阳
   E. 阴虚阳亢

32. 根据中医学整体观念,人体是一个有机的整体,下列属于中心的是
   A. 脑
   B. 奇恒之腑
   C. 五脏
   D. 六腑
   E. 经络

33. 按藏象学说的理论,肝在体合
   A. 脉
   B. 筋
   C. 目
   D. 骨
   E. 肌肉

34. "气血生化之源"是指哪一脏器
   A. 心
   B. 肝
   C. 脾
   D. 肺
   E. 肾

35. 维吾尔族制剂剂型分为
   A. 3种
   B. 4种
   C. 5种
   D. 6种
   E. 7种

36. 在六腑中影响全身气化活动的是
   A. 小肠
   B. 胃
   C. 膀胱
   D. 三焦
   E. 大肠

37. 四肢倦怠乏力,痿弱不力,其病理机制多为
   A. 脾失健运
   B. 肺气虚弱
   C. 肝血亏虚
   D. 心气不足
   E. 肾精亏损

38. 十二经脉表里关系中,手太阳经与下列哪条经脉相表里
   A. 手太阴经
   B. 手少阴经
   C. 手厥阴经
   D. 手少阳经
   E. 手阳明经

39. 下列脏腑主"决断"的是
   A. 小肠
   B. 肾
   C. 胆
   D. 肝
   E. 肾

40. 阴阳的确切含义是
   A. 相互对立的两个事物
   B. 事物内部存在的相互对立的两个方面
   C. 矛盾的双方
   D. 对自然界相互关联的某些事物和现象对立双方的概括
   E. 古代的两点论

二、B型题（标准配伍题）

答题说明

以下提供若干组考题,每组考题共用在考题前列出的A、B、C、D、E五个备选答案。请从中选择一个与问题关系最密切的答案。某个备选答案可能被选择一次、多次或不被选择。

(41~42题共用备选答案)
A. 膀胱
B. 脑
C. 女子胞
D. 胃
E. 三焦

41. 发生月经和孕育胎儿的器官是
42. 主持诸气,总司人体的气机与气化的是

(43~46题共用备选答案)
A. HBsAg
B. HBsAb
C. HBeAg
D. HBeAb
E. HBc

有关乙型肝炎病毒抗原抗体的英文缩写
43. 乙型肝炎病毒表面抗原是
44. 乙型肝炎病毒表面抗体是
45. 乙型肝炎病毒e抗原是
46. 乙型肝炎病毒e抗体是

(47~49题共用备选答案)
A. 呈无光泽的灰黑状
B. 呈黄色
C. 变红或黑色
D. 红至黑色
E. 橘红色至红色

服用药物影响粪便的色泽
47. 口服药用炭、铋制剂、铁制剂
48. 服用大黄、番泻叶等中草药
49. 服用抗生素、利福平

(50~53题共用备选答案)
A. LDL-ch增多
B. LDL-ch降低
C. VLDL-ch增多
D. HDL-ch降低
E. HDL-ch增多

脂蛋白胆固醇检出结果的临床意义
50. 常见于饮食中含有胆固醇和饱和脂肪酸、糖尿病等
51. 常见于营养不良、慢性贫血、肠吸收不良、骨髓瘤等
52. 常见于胰腺炎、肥胖、未经控制的糖尿病、酒精成瘾等
53. 常见于吸烟、肥胖、严重营养不良等

(54~57题共用备选答案)
A. 血小板生成减少
B. 血小板破坏过多
C. 血小板分布异常
D. 血小板增多
E. 用药

血小板计数的临床意义
54. 骨髓造血功能障碍,再生障碍性贫血可引起
55. 脾大、各种原因引起的血液稀释会造成
56. 慢性粒细胞性白血病,多发生骨髓瘤等疾病会造成
57. 抗血小板药噻氯匹定、阿司匹林可引起血小板减少,原因是

(58~61题共用备选答案)
A. 血色素
B. 血红蛋白减少程度较红细胞减少程度明显
C. 红细胞计数减少程度较血红蛋白量减少程度明显

D. 120~160g/L
E. 170~200g/L

关于血红蛋白的简述
58. 缺铁性贫血时
59. 巨幼细胞性贫血时
60. 血红蛋白男性的正常参考范围
61. 血红蛋白新生儿的正常参考范围

(62~63题共用备选答案)
A. 0~15mm/h
B. 0~10mm/h
C. 0~30mm/h
D. 0~20mm/h
E. 0~25mm/h

红细胞沉降率(ESR),也称血沉,正常参考范围为
62. 男为
63. 女为

(64~65题共用备选答案)
A. 内分泌与代谢系统疾病
B. 甲状腺功能亢进
C. 糖原贮积病
D. 麻疹
E. 严重进行性肌萎缩、进行性肌营养不良等疾病

64. 表现为尿肌酐病理性增加的是
65. 表现为尿肌酐病理性减少的是

(66~69题共用备选答案)
A. 生脉饮
B. 龟龄集
C. 人参归脾丸
D. 六味地黄丸
E. 补中益气丸

66. 阴虚老人宜选用
67. 阳虚老人宜选用
68. 心虚老人宜选用
69. 肾阴虚老人宜选用

(70~73题共用备选答案)
A. 蟾酥毒素
B. 士的宁
C. 生物碱
D. 硫化砷
E. 汞

70. 山药丸中含有
71. 六神丸中含有
72. 天王补心丹中含有
73. 昆明山海棠中含有

(74~77题共用备选答案)
A.《千金翼方》
B.《千金要方》
C.《太平圣惠方》
D.《外台秘要》
E.《太平惠民和剂局方》

74. 对妇人经带胎产疾病有系统论治的是
75. 卷5~8和卷11论妇、儿科疾病的是
76. 收集了许多民间单方验方的是
77. 我国第一部成药药典为

(78~81题共用备选答案)
A. 子病及母
B. 母病及子
C. 火乘金
D. 土侮木
E. 木侮金

78. 脾病影响肝属于
79. 肝病影响肺属于
80. 肝病影响心属于
81. 心病传肺属于

(82~85题共用备选答案)
A. 气的推动作用
B. 气的气化作用
C. 气的固摄作用
D. 气的防御作用
E. 气的温煦作用

82. 维持体温、脏腑组织功能、血津运行是
83. 促进生长发育、脏腑功能、血津运行是
84. 控制气、津液、精、胆汁等的分泌、运行、排泄是
85. 精、气、血、津等物质的新陈代谢及相互转化是

三、C型题（综合分析选择题）

答题说明

以下提供若干个案例,每个案例下设若干个考题。每一道考题下面有 A、B、C、D、E 五个备选答案。请从中选择一个最佳答案。

(86~88题共用题干)

患者女性,23 岁,妊娠 4 个月,身体无病,脉象应指往来流利,如珠走盘。

86. 此脉应属于
   A. 紧脉
   B. 弦脉
   C. 洪脉
   D. 滑脉
   E. 细脉

87. 正常情况下,除孕妇外,此脉还可见于
   A. 老年人
   B. 青壮年
   C. 婴幼儿
   D. 哺乳期妇女
   E. 更年期妇女

88. 在病理情况下,该脉的主病为
   A. 痛证、痰饮、气滞
   B. 痛证、寒证、食积
   C. 痰饮、食积、实热
   D. 痛证、气滞、血瘀
   E. 寒证、瘀血、食积

(89~92题共用题干)

某男,65 岁,滑精早泄,尿后余沥不尽,伴见腰膝酸软,面色淡白,听力减退。

89. 此证属
   A. 肾精不足证
   B. 肾阳虚证
   C. 肾阴虚证
   D. 肾气不固证
   E. 肾不纳气证

90. 最有可能出现的脉象是
   A. 沉细脉
   B. 数脉
   C. 滑脉
   D. 涩脉
   E. 代脉

91. 最有可能出现的舌象为
   A. 舌淡苔白
   B. 舌红苔黄
   C. 舌暗紫
   D. 舌体白胖
   E. 舌红苔黑

92. 此病适用的方剂是
   A. 桑螵蛸散
   B. 小青龙汤
   C. 逍遥散
   D. 小柴胡汤
   E. 左归丸

(93~97题共用题干)

患者,女,36 岁。产后抑郁多年,长期自觉咽中有物梗塞,但无咽痛及吞咽困难,在心情愉快时,症状可减轻或消失,而当心情抑郁或注意力集中于咽部时,则梗塞感觉加重,苔白腻,脉弦滑。

93. 本证候的证机概要是
   A. 肝郁化火,上扰心神
   B. 肝郁气滞,脾胃失和
   C. 肝郁化火,横逆犯胃

D. 气郁痰凝,阻滞胸咽
E. 肝郁不舒,气机上逆

94. 根据八纲辨证,此病为
   A. 里证、阴证、寒证、虚证
   B. 里证、阳证、热证、实证
   C. 表证、阴证、寒证、实证
   D. 表证、阳证、寒证、虚证
   E. 里证、阴证、热证、虚证

95. 此病的诊断为
   A. 肝郁气滞
   B. 肝气上逆
   C. 脾胃失和
   D. 脾肾不足
   E. 肾阴不固

96. 针对此病症,应采用的治法是
   A. 疏肝解郁
   B. 疏肝降逆
   C. 理脾和胃
   D. 固肾求本
   E. 理气化痰

97. 此病适用的方剂是
   A. 逍遥散
   B. 银翘散
   C. 桑菊饮
   D. 麻杏石甘汤
   E. 升麻葛根汤

(98~100题共用题干)

患者表现有半身不遂,肢软无力,患侧手足浮肿,面色少华,言语謇涩,舌体不正,舌色淡紫或有瘀斑,苔薄白,脉细涩无力。

98. 该病辨证为
   A. 气虚血瘀
   B. 阳虚寒凝
   C. 阴阳两虚
   D. 营卫失和
   E. 阴虚燥热

99. 针对此病,应采用的治法是
   A. 益气活血
   B. 疏肝理脾
   C. 活血通络
   D. 健脾益气
   E. 滋养肾阴

100. 此病适用的方子是
   A. 补阳还五汤
   B. 桂枝汤
   C. 小青龙汤
   D. 五苓散
   E. 大柴胡汤

四、X型题(多项选择题)

答题说明

以下每一道考题下面有 A、B、C、D、E 五个备选答案。请从中选择二个或二个以上的正确答案。

101. 长期服用会引起慢性汞中毒的中成药有
   A. 紫雪丹
   B. 至宝丹
   C. 朱砂安神丸
   D. 天王补心丹
   E. 大活络丹

102. 下列关于灸具的叙述正确的是

A. 灸法可分为艾灸法和非艾灸法两大类
B. 艾绒按加工程度不同,有粗细之分。粗绒多用作艾条或间接灸,细绒常用作直接灸
C. 临证以新制的艾绒为佳品
D. 艾炷因大小不同,直径与高度也不相等
E. 艾条根据内含药物之有无,分为纯艾

条和药艾条

103. 藏药理论有
    A. 五元学说
    B. 药物的六味
    C. 药物的八性
    D. 药物的十七效
    E. 药力

104. 蒙药的用药禁忌有
    A. 妊娠用药禁忌
    B. 病证用药禁忌
    C. 老年、儿童用药禁忌
    D. 饮食禁忌
    E. 性别禁忌

105. 下列哪项表述正确
    A. 白血病、再生障碍性贫血等疾病会引起白细胞减少
    B. 应用磺胺类、解热镇痛药会引起白细胞减少
    C. 革兰阴性杆菌感染、结核分枝杆菌感染等特殊感染会引起白细胞减少
    D. 化学品（苯及其衍生物）的影响会引起白细胞减少
    E. 放射线的影响会引起白细胞减少

106. 血清三酰甘油酯的临床意义是
    A. 动脉硬化及高脂血症表现为血清三酰甘油酯增高
    B. 胰腺炎、肝胆疾病等表现为血清三酰甘油酯增高
    C. 长期饥饿或食用高脂肪食品等可造成三酰甘油酯增高
    D. 应用雌激素、甲状腺激素、避孕药可出现三酰甘油酯增高
    E. 甲状腺功能减退、肾上腺皮质激素功能减退，表现为血清三酰甘油酯减少

107. 粪便细胞显微镜检查的临床意义，有
    A. 白细胞增多见于肠道炎症
    B. 红细胞见于痢疾、溃疡性结肠炎、结肠癌等
    C. 吞噬细胞增多主要见于急性肠炎和痢疾
    D. 上皮细胞见于结肠炎、假膜性肠炎
    E. 真菌见于大量或长期服用广谱抗生素、引起真菌的二重感染患者

108. 尿中白细胞增多，见于
    A. 泌尿系统感染
    B. 慢性肾盂肾炎
    C. 膀胱炎
    D. 前列腺炎
    E. 药品所致的过敏反应

109. 有关尿淀粉酶叙述正确的有
    A. 尿淀粉酶催化淀粉分子中葡萄糖苷水解
    B. 碘－淀粉比色法，参考范围：100～1200U
    C. 急性胰腺癌发作期表现为尿淀粉酶增高
    D. 尿淀粉酶减少见于重症肝病、严重烧伤、糖尿病等
    E. 胰腺癌、流行性腮腺炎、胃溃疡穿孔疾病表现为尿淀粉酶增高

110. 临床使用盐酸多巴胺，不应与呋塞米配伍使用的原因有
    A. 盐酸多巴胺是一种酸性物质
    B. 盐酸多巴胺有一个游离的酚羟基，易被氧化成醌类
    C. 呋塞米注射液成酸性
    D. 呋塞米注射液与多巴胺配伍后溶液成酸性
    E. 呋塞米注射液容易使多巴胺氧化而形成黑色聚合物

111. 开展 ADR 的咨询服务,有益于
    A. 提高医师合理用药的意识和能力
    B. 防范和规避发生 ADR 的风险
    C. 为上市新药审评和注册提供依据
    D. 为药物经济学评价提供理论参数
    E. 使医师了解对新药系统评价的信息内容

112. 下列哪些属于药师在特殊情况下的提示
    A. 患者同时使用 2 种或 2 种以上含同一成分的药品时,或合并用药较多时
    B. 需要进行 TDM 的患者
    C. 患者所用的药品近期发现严重或罕见不良反应
    D. 患者依从性不好时,或患者认为疗效不理想、剂量不足以奏效时
    E. 当一种药品只有一种适应证时

113. 护理的工作特点决定了护士需要更多地获得有关药物的哪些信息
    A. 有关药物的剂量
    B. 有关药物的用法
    C. 注射剂配置溶媒
    D. 输液药物的稳定性
    E. 输液滴注速度

114. 下列属于药学服务效果的是
    A. 改善病情或症状,如疼痛、发热、哮喘、高血压、高血脂、高血糖等
    B. 减少和降低发病率、复发率、并发症、死亡率
    C. 缩短住院时间,减少急诊次数和住院次数
    D. 节约治疗费用,提高治疗效益/费用比值,减少医药资源的浪费
    E. 帮助提高公众的健康意识,普及康复的方法

115. 应在医师的指导下选用 OTC 补虚药的有
    A. 儿童及老年者
    B. 体虚伴消化性疾病者
    C. 体虚合并外感者
    D. 病情严重者
    E. 哺乳期妇女

116. 肾功能不全者患者用药需注意的是
    A. 定期检查,及时调整治疗方案
    B. 忌用有肾毒性的药物
    C. 注意药物的相互作用,避免产生肾损害
    D. 明确疾病的诊断和治疗的目标
    E. 坚持少而精的用药原则

117. 老年人出现的"四少"现象是
    A. 细胞数减少
    B. 组织局部血液灌流量减少
    C. 脂肪减少
    D. 细胞内水分减少
    E. 总蛋白减少

118. 大量服用甘草可出现
    A. 血压升高
    B. 低血钾
    C. 高血钾
    D. 水肿
    E. 血压降低

119. 发汗较强的解表药禁用于
    A. 疮疡日久
    B. 失血过多
    C. 表虚自汗
    D. 阴虚盗汗
    E. 表邪不解

120. 温里药忌用于
    A. 实热证
    B. 津亏证

C. 血虚证
D. 里寒证
E. 阳虚证

参 考 答 案

1. B	2. A	3. B	4. E	5. D	6. D	7. E	8. C	9. A	10. C
11. C	12. D	13. E	14. B	15. E	16. A	17. E	18. E	19. B	20. A
21. C	22. C	23. B	24. D	25. B	26. D	27. A	28. A	29. D	30. C
31. C	32. C	33. B	34. C	35. B	36. D	37. A	38. B	39. C	40. D
41. C	42. E	43. A	44. B	45. C	46. D	47. A	48. B	49. E	50. A
51. B	52. C	53. D	54. A	55. C	56. D	57. E	58. B	59. C	60. D
61. E	62. A	63. D	64. A	65. E	66. A	67. B	68. C	69. D	70. B
71. A	72. E	73. C	74. B	75. A	76. D	77. E	78. D	79. E	80. B
81. C	82. E	83. A	84. C	85. B	86. D	87. B	88. C	89. D	90. A
91. A	92. A	93. D	94. A	95. A	96. A	97. A	98. A	99. A	100. A

101. ABCDE　　102. ABE　　103. ABCD　　104. ABCD　　105. ABCDE
106. ABCDE　　107. ABCDE　　108. ABCDE　　109. ABCDE　　110. AE
111. ABCD　　112. ABCD　　113. ABCDE　　114. ABCDE　　115. ABCDE
116. ABCDE　　117. ABDE　　118. ABD　　119. CD　　120. ABC

试卷标识码:

国家执业药师资格考试

中药学综合知识与技能
押题秘卷（四）

考生姓名：＿＿＿＿＿＿＿

准考证号：＿＿＿＿＿＿＿

考　　点：＿＿＿＿＿＿＿

考　场　号：＿＿＿＿＿＿＿

一、A 型题（单句型最佳选择题）

答题说明

以下每一道考题下面有 A、B、C、D、E 五个备选答案。请从中选择一个最佳答案。

1. 对尿液的叙述,说法不正确的是
   A. 正常人每日排出尿液 1000～2000mL
   B. 尿量多少主要取决于肾小球滤过率和肾小球的重吸收
   C. 尿液 97% 为水分,在 3% 的固体物质中,主要有有机物和无机物
   D. 正常人的尿量变化幅度增大,与饮水量和排汗量有关
   E. 正常尿液量为黄色或淡黄色,清澈透明,新鲜尿液呈弱碱性

2. 关于血红蛋白计数的临床意义,说法不正确的是
   A. 慢性肺源性心脏病,发绀型先天性心脏病等血红蛋白计数增高
   B. 创伤性大量失水、严重烧伤,血红蛋白计数增高
   C. 应用对氨基水杨酸钠、伯氨喹、硝酸甘油等药物,血红蛋白计数增高
   D. 急慢性肾炎所致的出血,血红蛋白计数增高
   E. 再生障碍性贫血、类风湿关节炎等血红蛋白计数降低

3. 血清丙氨酸氨基转移酶,俗称谷丙转移酶,它的正常参考范围(速率法),成人是
   A. <20μ/L
   B. <30μ/L
   C. <40μ/L
   D. <50μ/L
   E. <60μ/L

4. 病后血虚肝热而不寐者,宜用
   A. 琥珀多寐丸
   B. 安神定志丸
   C. 黄连阿胶汤
   D. 交泰丸
   E. 朱砂安神丸

5. 关于患者用药咨询的方式,表述正确的是
   A. 只有医院药师才有义务向购药的患者讲授安全用药的知识
   B. 通过网站向大众宣传促进健康的小知识,是被动咨询的一部分
   C. 药师日常承接的咨询以主动咨询居多
   D. 药师咨询往往采用面对面的方式或借助其他通讯工具
   E. 药师在接受咨询时应通过封闭式提问了解更多患者的背景资料

6. 人体划分阴阳,下列哪项划分不正确
   A. 上部为阳,下部为阴
   B. 体表为阳,体内为阴
   C. 六腑为阳,五脏为阴
   D. 心脏为阳,肾脏为阴
   E. 腹部为阳,背部为阴

7. 老人肝肾功能及免疫功能较青中年人低
   A. 1/3～1/2
   B. 1/3～2/3
   C. 2/3～4/3
   D. 2/3～5/3
   E. 2/3～3/2

8. 一般来说,慢性肝功能不全者,易被肝脏摄取的药物清除率降低
   A. 10%
   B. 20%

C. 30%
D. 40%
E. 50%

9. 先便后血,其色黑褐的是
   A. 肠中湿热
   B. 寒湿下血
   C. 远血
   D. 近血
   E. 津枯血燥

10. 属于药物不良反应监测的是
    A. 对毒性药品的使用方法、剂量及使用中出现的有害反应进行监督和考察
    B. 对合格药品在超量使用时出现的有害反应进行考察
    C. 对合格药品在出厂前进行一系列动物实验的监督和考察
    D. 对合格药品在正常用法、用量时出现与用药目的无关的或意外的有害反应进行监督和考察
    E. 对过期药品在超量使用时出现的有害反应进行考察

11. 下列属二级文献的是
    A. 期刊
    B. 药学科技资料
    C. 药学文摘
    D. 药典
    E. 工具书

12. 图书的信息通常比期刊晚
    A. 1～2 年
    B. 2～3 年
    C. 3～5 年
    D. 4～6 年
    E. 6～8 年

13. 有关《中国中药资源志要》记载描述正确的是
    A. 其他 1892 种
    B. 药用动物 1596 种
    C. 药用矿物 84 种
    D. 加工品 468 种
    E. 药用植物 12946 种

14. 属于二类医疗器械的是
    A. 手术帽
    B. 医用 X 线胶布
    C. 血压计
    D. 人工肾
    E. 创可贴

15. 吐酸属热证者,治疗方剂是
    A. 温胆汤
    B. 化肝煎
    C. 左金丸
    D. 丹栀逍遥散
    E. 四逆散

16. 维吾尔族药膏状制剂常用的有
    A. 2 种
    B. 3 种
    C. 4 种
    D. 5 种
    E. 6 种

17. "水火既济"是指哪两脏器的关系
    A. 肝与脾
    B. 心与肾
    C. 脾与肺
    D. 肾与肺
    E. 肝与肾

18. 下列特性归属于五行中木的是
    A. 生化、承载、受纳
    B. 温热、升腾、向上
    C. 沉降、肃杀、收敛

D. 屈伸、柔和、舒展
E. 寒凉、滋润、向下

19. 为人体阳气之根本的是
    A. 心阳
    B. 脾阳
    C. 胃阳
    D. 肝阳
    E. 肾阳

20. 肾阴不足,水不涵木,致肝阳上亢属
    A. 阴阳偏衰
    B. 阴损及阳
    C. 阳损及阴
    D. 阴盛格阳
    E. 阳盛格阴

21. 中医治病主要着眼于
    A. 病因的异同
    B. 病机的异同
    C. 症状的异同
    D. 病位的异同
    E. 体征的异同

22. 肾在呼吸运动中的作用是
    A. 吸气
    B. 纳气
    C. 呼气
    D. 脏气
    E. 行气

23. 大肠的传导作用是何种功能的延续
    A. 胃气降浊
    B. 小肠泌别清浊
    C. 肺气肃降
    D. 脾之运化
    E. 肾司二便

24. 膀胱的贮尿、排尿功能有赖于
    A. 膀胱的气化
    B. 膀胱的固摄
    C. 肾的气化固摄
    D. 三焦的气化
    E. 肺气的肃降

25. "决渎之官"是指
    A. 脾
    B. 心
    C. 肾
    D. 膀胱
    E. 三焦

26. 蒙医三秽指的是
    A. 稠、稀、汗
    B. 赫依、希日、巴达干
    C. 隆、赤巴、培根
    D. 肉、脂、骨
    E. 重、腻、寒

27. 在亡阴时最多见的症状是
    A. 烦躁不安
    B. 脉微欲弱
    C. 冷汗淋漓
    D. 面色苍白
    E. 呼吸困难

28. "大实有羸状"是指
    A. 由实转虚
    B. 因虚致实
    C. 真实假虚
    D. 真虚假实
    E. 虚中夹实

29. 望神的重点是望病人的
    A. 眼神
    B. 面色
    C. 形体
    D. 动态

E. 皮肤

30. 康复患者的临床表现大多属
   A. 实证
   B. 虚实错杂证
   C. 虚证或实中夹虚证
   D. 虚中夹实证
   E. 虚证或虚中夹实证

31. 下列上走息道的气是
   A. 元气
   B. 宗气
   C. 营气
   D. 卫气
   E. 肺气

32. 气的运动形式主要有
   A. 升降出入
   B. 升降
   C. 出入
   D. 散敛出入
   E. 透表达内

33. 药物经济学研究的四种方法的主要区别在于
   A. 研究要求不同
   B. 研究目的不同
   C. 所用的实验设计方法不同
   D. 对用药结果的不同测量
   E. 用药结果单位的不同

34. 十二经脉命名的主要依据是
   A. 手足、五行、脏腑
   B. 内外、脏腑、五行
   C. 手足、五行、阴阳
   D. 手足、阴阳、脏腑
   E. 阴阳、五行、脏腑

35. 手三阴经在上肢的分布规律是

   A. 太阴在前,厥阴在中,少阴在后
   B. 太阴在前,少阴在中,厥阴在后
   C. 厥阴在前,少阴在中,太阴在后
   D. 厥阴在前,太阴在中,少阴在后
   E. 少阴在前,太阴在中,厥阴在后

36. 具有"主胞胎"功能的奇经是
   A. 带脉
   B. 任脉
   C. 冲脉
   D. 督脉
   E. 阳维脉

37. "泻南补北"法适用于
   A. 肾阴虚而相火妄动
   B. 心阴虚而心阳亢
   C. 肾阴虚而心火旺
   D. 肾阴虚而肝阳上亢
   E. 肾阳虚而心火旺

38. 在五行学说中,五季中的"秋"归属于
   A. 木
   B. 火
   C. 土
   D. 金
   E. 水

39. 判断机体生长发育状况和衰老程度的客观标志是
   A. 齿、骨、发
   B. 筋、骨、脉
   C. 皮肤、肌肉
   D. 面、舌
   E. 呼吸、心率

40. 药品有效期是指
   A. 药品在规定的储存条件下,能够保证质量的期限
   B. 药品在规定的储存条件下,对质量负责

C. 药品在规定的储存条件下,使用安全的期限
D. 药品在规定的储存条件下,保证稳定的期限
E. 药品在规定的储存条件下,疗效有效的期限

二、B型题（标准配伍题）

答题说明

以下提供若干组考题,每组考题共用在考题前列出的A、B、C、D、E五个备选答案。请从中选择一个与问题关系最密切的答案。某个备选答案可能被选择一次、多次或不被选择。

（41~44题共用备选答案）
A. 乙型肝炎病毒核心抗原的对应抗体
B. HBV（乙肝病毒）复制的指标之一
C. HBeAg位于HBV病毒颗粒的核心部分
D. 乙型肝炎病毒表面抗原（HBsAg）的对应体
E. 非中和抗体

41. 乙型肝炎病毒核心抗体是
42. 乙型肝炎病毒e抗原是
43. 乙型肝炎病毒e抗体是
44. HBeAb和HBcAb都是

（45~48题共用备选答案）
A. 阴中求阳
B. 阳中求阴
C. 阳病治阴
D. 阴病治阳
E. 阴阳双补

45. 补阴时适当配以补阳药称
46. 补阳时适当配以补阴药称
47. "壮水之主以制阳光"即是
48. "益火之源以消阴翳"即是

（49~51题共用备选答案）
A. 汗
B. 涕
C. 唾
D. 泪
E. 涎

49. 脾在液为
50. 肺在液为
51. 肾在液为

（52~53题共用备选答案）
A. 推动作用
B. 营养作用
C. 滋润濡养作用
D. 疏泄作用
E. 受纳腐熟

52. 血的功能是
53. 胃的功能是

（54~57题共用备选答案）
A. 颈痛灵药酒
B. 云南白药酊
C. 妙济丸
D. 关节止痛膏
E. 骨疏康颗粒

54. 强筋壮骨,祛湿通络,活血止痛的是
55. 滋补肝肾,活络止痛的是
56. 补肾益气,活血壮骨的是
57. 活血,消炎,镇痛,对局部血管有扩张作用的是

（58~59题共用备选答案）
A. 三黄泻心汤
B. 大山楂丸

C. 补中益气丸
D. 钩藤散
E. 十全大补丸
58. 抗肿瘤西药宜联用
59. 抗胆碱药宜联用

(60~61题共用备选答案)
A. 地榆
B. 酸枣仁
C. 枳壳
D. 龟甲
E. 补骨脂
60. 处方直接写药名,需调配精炒品的是
61. 处方直接写药名,需调配沙炒品的是

(62~64题共用备选答案)
A. 七制香附丸
B. 妇科得生丸
C. 千金止带丸
D. 更年舒片
E. 母乳多颗粒
62. 属带下病类药的是
63. 属痛经类药的是
64. 属绝经前后诸症类药的是

(65~67题共用备选答案)
A. 可疑不良反应
B. 一般不良反应
C. 严重不良反应
D. 罕见不良反应
E. 新的不良反应
65. 造成器官损伤与致残的不良反应属于
66. 导致病人致癌、致死的不良反应属于
67. 药品说明书上未收载的不良反应属于

(68~71题共用备选答案)
A. 补中益气汤
B. 四逆汤
C. 苓桂术甘汤
D. 钩藤散
E. 茵陈蒿
68. 与强心药地高辛等联用,可以提高疗效和改善心功能不全患者的自觉症状的是
69. 与抗高血压药甲基多巴联用,有利于改善老年高血压的治疗的是
70. 与灰黄霉素联用,可增强灰黄霉素的吸收而增强疗效的是
71. 与抗胆碱酶药联用,治疗肌无力症疗效较好的是

(72~75题共用备选答案)
A. 0.03~0.075g
B. 0.05~0.1g
C. 0.3~0.6g
D. 0.03~0.06g
E. 0.015~0.03g
72. 砒石的用量是
73. 斑蝥的用量是
74. 生马钱子的用量是
75. 蟾酥的用量是

(76~79题共用备选答案)
A. 挥发
B. 霉变
C. 沉淀
D. 虫蛀
E. 酸败
76. 酊剂在贮存中常见的变质现象是
77. 片剂在贮存中常见的变质现象是
78. 口服液剂在贮存中常见的变质现象是
79. 散剂在储存中易发生

(80~81题共用备选答案)
A. 酒炒品
B. 炒焦品
C. 姜制品
D. 制霜品
E. 煨制品

80. 木香应付
81. 半夏应付

(82~85题共用备选答案)
A. 了解病情的轻重和病情的进退
B. 了解津液的变化
C. 了解正邪斗争消长的情况
D. 了解胃气的有无
E. 了解病性的寒热

82. 从舌苔的厚薄可
83. 从苔色的黄白可
84. 从舌苔的有根无根可
85. 从舌苔的润燥可

三、C型题（综合分析选择题）

答题说明

以下提供若干个案例,每个案例下设若干个考题。每一道考题下面有 A、B、C、D、E 五个备选答案。请从中选择一个最佳答案。

(86~89题共用题干)
患者泄泻反复发作6年,每于黎明之前,脐腹作痛,肠鸣即泻,泻后则安,腹部喜温,形寒肢冷,腰膝酸软,舌淡苔白,脉沉细。

86. 该患者应诊断为
　A. 虚劳
　B. 腰痛
　C. 胃痛
　D. 泄泻
　E. 呕吐

87. 该患者应辨为何证
　A. 食伤肠胃
　B. 肝郁脾虚
　C. 脾肾阳虚
　D. 脾胃气虚
　E. 湿热内蕴

88. 针对此证,应采用的治法是
　A. 消食,导滞,止泻
　B. 温肾健脾,固涩止泻
　C. 疏肝,健脾,止泻
　D. 健脾益气,化湿止泻
　E. 清热,除湿,止泻

89. 中成药应选用
　A. 四神丸
　B. 复方黄连素片
　C. 归脾丸
　D. 参苓白术散
　E. 保和丸

(90~93题共用题干)
患者,女,33岁,因误食蜈蚣中毒。

90. 蜈蚣中毒的消化系统的症状有
　A. 恶心呕吐、腹痛腹泻、肠道溃疡、黄疸肝炎
　B. 腹痛腹泻、肠道溃疡、黄疸肝炎、尿量减少
　C. 肠道溃疡、黄疸肝炎、尿量减少、恶心呕吐
　D. 黄疸肝炎、尿量减少、恶心呕吐、腹痛腹泻
　E. 尿量减少、恶心呕吐、腹痛腹泻、肠道溃疡

91. 蜈蚣中毒循环系统的症状有
　A. 心悸、胸闷、气短、心律失常、血压下降
　B. 胸闷、结膜充血、尿量减少
　C. 气短、瘫痪昏迷、食欲下降、体温增高
　D. 心律失常、心动气短、恶心呕吐、腹痛腹泻
　E. 血压下降、肠炎便血

92. 蜈蚣中毒的过敏反应症状有
　A. 心悸、胸闷、气短、心律失常、血压下降
　B. 口唇肿胀、胸闷、结膜充血、尿量减少

C. 呼吸困难、过敏性皮疹、口唇肿胀、过敏性休克、鼻有黏性物

D. 过敏性休克、瘫痪昏迷、食欲下降、体温增高

E. 鼻有黏性物、心动气短、恶心呕吐、腹痛腹泻

93. 蜈蚣中毒的解救方法有
   A. 洗胃、催吐、服用蛋清
   B. 服炭剂、输5%葡萄糖氯化钠注射液、洗胃、输肾上腺素、用山梗菜碱
   C. 输5%葡萄糖氯化钠注射液、注射阿托品
   D. 输肾上腺素、服保肝药
   E. 用山梗菜碱、肾上腺素

(94~96题共用题干)
患者2天前外感，体温38.6℃~39.2℃，曾服感冒冲剂及注射庆大霉素未效，第3天来诊，仍感恶风，身热汗出，咽喉红肿疼痛，鼻塞流涕，舌苔薄黄，脉浮而数，乃停用庆大霉素，求治于中医药。

94. 该患者从哪里表现出来了感冒的症状
   A. 恶风身热，鼻塞流涕
   B. 咽喉红肿疼痛
   C. 身热汗出
   D. 舌苔薄黄
   E. 脉浮而数

95. 舌苔薄黄，脉浮而数属
   A. 表虚证
   B. 阴虚证
   C. 阳虚证
   D. 里虚证
   E. 表热证

96. 此患者该用何方治疗
   A. 荆防败毒散
   B. 银翘散

C. 杏苏散
D. 桑菊饮
E. 麻黄汤

(97~100题共用题干)
患者，男，65岁，有高血压病史，头痛眩目反复发作2年，伴有耳鸣，胁痛，两目干涩，五心烦热，口燥咽干，舌红津少，脉弦细数。

97. 该病应辨证为
   A. 肝血虚
   B. 肝火上炎
   C. 肝阳上亢
   D. 肝阴虚
   E. 肝肾阴虚

98. 适用该病的方剂为
   A. 逍遥散
   B. 银翘散
   C. 大青龙汤
   D. 大柴胡汤
   E. 小柴胡汤

99. 进而出现头目胀痛，头重脚轻，腰膝酸软，时而双臂麻木，此时应辨证为
   A. 肝阴虚
   B. 肝火上炎
   C. 肝阳上亢
   D. 肝郁化火
   E. 肝风内动

100. 该患者今与人争吵时，突然昏仆，舌謇语言不利，伴半身不遂，口眼歪斜，说明病已经发展为
   A. 热极生风
   B. 肝阳化风
   C. 血虚生风
   D. 阴虚生风
   E. 血燥生风

四、X型题（多项选择题）

答题说明

以下每一道考题下面有 A、B、C、D、E 五个备选答案。请从中选择二个或二个以上的正确答案。

101. 下列哪些疾病最易出现脓血便
    A. 溃疡性结肠炎
    B. 过敏性肠炎
    C. 直肠癌
    D. 急性胃肠炎
    E. 霍乱

102. 尿酮体包括
    A. 乙酰乙酸
    B. β羟丁酸
    C. 丙酮
    D. CO_2
    E. H_2O

103. 尿葡萄糖（阳性）多见于
    A. 内分泌疾病、糖尿病、肾上腺皮质功能亢进等
    B. 甲状腺功能亢进
    C. 健康人短时间内过量进食糖类
    D. 剧烈性运动后，头部外伤，肾上腺皮质激素用量过大
    E. 原发性糖尿病

104. 谷丙转氨酶监测的临床意义，有
    A. 其增高的程度与肝细胞被破坏的程度成正比
    B. 传染性肝炎、中毒性肝炎等表现为增高
    C. 梗阻性黄疸、胆管炎、胆囊炎等表现为增高
    D. 其增高也常见于急性心肌梗死、心肌炎等其他疾病
    E. 服用氯丙嗪、异烟肼、利福平等肝毒性药物表现为增高

105. 嗜酸性粒细胞计数的临床意义是
    A. 过敏性疾病嗜酸性粒细胞增多
    B. 皮肤病与寄生虫病嗜酸性粒细胞增多
    C. 应用罗沙替丁酸酯、咪达普利或头孢拉定、头孢氨苄等药物，嗜酸性粒细胞增多
    D. 伤寒、副伤寒、大手术后、严重烧伤等，嗜酸性粒细胞减少
    E. 长期应用肾上腺皮质激素或促皮质素等药物，嗜酸性粒细胞减少

106. 尿液中出现管型是肾实质性病变的依据，常见的管型种类有
    A. 透明管型
    B. 细胞管型
    C. 颗粒管型
    D. 蜡样管型
    E. 脂肪管型和细菌管型

107. 潮热包括哪些情况
    A. 壮热
    B. 低热
    C. 湿温潮热
    D. 阳明潮热
    E. 阴虚潮热

108. 执业药师向医师提供咨询侧重于
    A. 药物资讯
    B. 处方用药必须顾忌和查阅的问题
    C. 新药信息、合理用药信息
    D. 药物的滴注速度
    E. 中药及中成药的中毒鉴别与解救等信息

109. 处方的格式包括
    A. 处方前记
    B. 处方字首
    C. 处方正文
    D. 处方后记
    E. 处方尾续

100. 药品不良反应监测和报告的目的有
    A. 普及合理用药的理念和基本知识，提高用药的依从性
    B. 用药的合理化
    C. 及时发现、正确认识不良反应
    D. 采取相应的防治措施，减少药源性疾病的发生
    E. 获得最佳的药物治疗效果

111. 容易伤脾阳的药物有
    A. 黄连
    B. 黄芩
    C. 黄柏
    D. 地黄
    E. 姜黄

112. 肺阴虚证的临床表现为
    A. 咳嗽较重、干咳无痰，或痰少而黏
    B. 咳嗽干痒，或声音嘶哑
    C. 身体消瘦
    D. 舌红少津
    E. 脉细无力

113. 下列用于风寒咳嗽的非处方药是
    A. 半夏止咳糖浆
    B. 桂龙咳喘宁胶囊
    C. 蛇胆川贝胶囊
    D. 川贝枇杷颗粒
    E. 通宣理肺丸

114. 药物的"三致"作用指的是
    A. 致癌
    B. 致炎
    C. 致畸
    D. 致残
    E. 致突变

115. 玉屏风口服液的功能有
    A. 益气
    B. 养阴
    C. 固表
    D. 补血
    E. 止汗

116. 下列毒性中药中哪些为二类毒性中药
    A. 水银
    B. 生南星
    C. 红砒
    D. 白砒
    E. 轻粉

117. 风性主动常表现为
    A. 眩晕
    B. 震颤
    C. 四肢抽搐
    D. 角弓反张
    E. 狂躁妄动

118. 腻苔主病是
    A. 湿浊
    B. 痰饮
    C. 瘀血
    D. 食积
    E. 中风

119. 下列脉象脉位表浅的有
    A. 芤脉
    B. 伏脉
    C. 濡脉
    D. 散脉
    E. 弱脉

120. 下列治法中属于补法的有
    A. 滋阴
    B. 温阳
    C. 益气
    D. 补血
    E. 发表

参 考 答 案

1. E	2. D	3. C	4. A	5. D	6. E	7. A	8. E	9. C	10. D
11. C	12. C	13. C	14. C	15. C	16. B	17. B	18. D	19. E	20. B
21. B	22. B	23. A	24. C	25. E	26. A	27. A	28. C	29. A	30. E
31. B	32. A	33. D	34. D	35. A	36. B	37. C	38. D	39. A	40. A
41. A	42. B	43. D	44. E	45. B	46. A	47. C	48. D	49. E	50. B
51. C	52. B	53. E	54. C	55. A	56. E	57. D	58. E	59. C	60. B
61. D	62. C	63. B	64. D	65. C	66. D	67. E	68. B	69. D	70. E
71. A	72. A	73. D	74. C	75. E	76. A	77. B	78. C	79. D	80. E
81. C	82. A	83. E	84. D	85. B	86. D	87. C	88. B	89. A	90. A
91. A	92. C	93. B	94. A	95. E	96. B	97. D	98. A	99. C	100. B

101. AC
102. ABC
103. ABCDE
104. ABCDE
105. ABCDE
106. ABCDE
107. CDE
108. ABCE
109. ACD
110. CD
111. ABC
112. ABCDE
113. ABE
114. ACE
115. ACE
116. BE
117. ABCD
118. ABD
119. ACD
120. ABCD

试卷标识码:

国家执业药师资格考试

中药学综合知识与技能
押题秘卷（五）

考生姓名：_____

准考证号：_____

考　　点：_____

考　场　号：_____

一、A 型题（单句型最佳选择题）

答题说明

以下每一道考题下面有 A、B、C、D、E 五个备选答案。请从中选择一个最佳答案。

1. 关于嗜碱性粒细胞说法不正确的是
   A. 无吞噬功能
   B. 颗粒中有许多生物活性物质，其中主要为肝素、组胺、慢反应物质、血小板激活因子等
   C. 在免疫反应中与 IgG 具有较强的结合力
   D. 结合了 IgG 的碱性粒细胞再次接触相应的过敏原时，发生抗原抗体反应，细胞发生脱颗粒现象
   E. 速发性过敏反应，如荨麻疹、过敏性休克，嗜碱性粒细胞增多

2. 空腹血糖的正常参考值是
   A. 3.0~7.1mmol/L
   B. 2.8~6.5mmol/L
   C. 3.9~6.1mmol/L
   D. 3.2~7.8mmol/L
   E. 4.1~6.6mmol/L

3. 关于患者用药咨询的环境，表述正确的是
   A. 咨询处应远离门诊药房或药店大堂，处于明显位置
   B. 药师咨询的位置应尽量隐蔽，使患者放心、大胆地提出问题
   C. 对任何患者都应采取柜台式面对面咨询的方式
   D. 咨询台应准备药学、医学的参考资料、书籍以及向患者发放的医药科普宣传资料
   E. 任何单位都必须配备装有数据库的计算机和打印机，可当场打印患者所需文件

4. 处方书写焦四仙，应付
   A. 焦神曲,焦稻芽,焦麦芽,焦山楂
   B. 焦槟榔,焦稻芽,焦麦芽,焦山楂
   C. 焦神曲,焦谷芽,焦槟榔,焦山楂
   D. 焦神曲,焦麦芽,焦槟榔,焦山楂
   E. 焦神曲,焦栀子,焦槟榔,焦麦芽

5. 下列关于药学服务的基本要素的理解，正确的是
   A. 药学服务是以实物形式满足公众的合理用药的需要
   B. 药学服务的"服务"就等同于行为上的功能（service）
   C. 药学服务仅涉及住院患者和门诊患者
   D. 药学服务中的服务包含的是一个群体（药师）对另一个群体（患者）的关怀和责任
   E. 药学服务的社会属性仅表现在服务于治疗性用药

6. 治消化性溃疡时,制酸剂可与何方同用
   A. 人参汤
   B. 六君子汤
   C. 小青龙汤
   D. 小柴胡汤
   E. 半夏泻心汤

7. 下列泄下粪便中辨出何为湿热泄泻的特点
   A. 泄泻清稀
   B. 泻下如水样便
   C. 泻下粪色黄褐而臭
   D. 泻下粪便臭如败卵
   E. 时溏时泄,水谷不化

8. 复方甘草口服液中含有
   A. 维生素 C
   B. 克仑特罗

C. 安乃近

D. 维生素 E

E. 可待因

9. 中药的作用是指
   A. 中药的治疗作用
   B. 中药的功效
   C. 中药的不良反应
   D. 中药的治疗效用和不良反应
   E. 中药的药性理论

10. 世界卫生组织要求各成员国将药品不良反应报告的定期是
    A. 1 个月
    B. 2 个月
    C. 3 个月
    D. 4 个月
    E. 5 个月

11. 药物后下的目的是
    A. 省时
    B. 减少药物成分散失
    C. 减少药物煎煮时间
    D. 提高药物煎煮效率
    E. 使药效发挥到最大

12. 中药材气调养护技术的中心环节是在密闭的容器内
    A. 使用气帘
    B. 控制温度
    C. 控制湿度
    D. 环境消毒
    E. 控制氧的浓度

13. 中国古代收方最多的方书是
    A.《普济方》
    B.《太平圣惠方》
    C.《千金翼方》
    D.《千金要方》
    E.《太平惠民和剂局方》

14. 下列哪一条不是关于癃闭的论述
    A. 辨证首先应分清虚实
    B. 治疗应据"腑以通为用"的原则
    C. 治疗还应审因论治,不可滥用
    D. 有尿痛,每日排尿量多为正常
    E. 可引起死亡

15. 维吾尔族药硬状制剂分为
    A. 1 种
    B. 2 种
    C. 3 种
    D. 4 种
    E. 5 种

16. "罢极之本"指的是
    A. 心
    B. 肝
    C. 脾
    D. 肾
    E. 肺

17. 下列不宜用阴阳的基本概念来概括的是
    A. 寒与热
    B. 上与下
    C. 动与静
    D. 正与邪
    E. 左与右

18. 血与津液的生成皆来源于
    A. 元气
    B. 水谷精微
    C. 营血
    D. 营气
    E. 宗气

19. 饮食失度,聚湿生痰多由哪种因素引起
    A. 过饥

B. 过饱
C. 不洁
D. 偏凉
E. 偏热

20. 体内津液不足而致的皮肤干燥瘙痒的病理机制是
    A. 气血不足
    B. 津枯血燥
    C. 津亏血瘀
    D. 气随液脱
    E. 津液不化

21. 预防工作对哪个阶段的意义重大
    A. 疾病初期
    B. 疾病中期
    C. 健康期
    D. 疾病晚期
    E. 疾病全过程

22. "肝肾同源"的主要理论依据是
    A. 同居下焦
    B. 藏泄互用
    C. 精血互化
    D. 阴液互补
    E. 阴阳承制

23. 统藏失司的出血反映哪两脏病变
    A. 脾与肺
    B. 心与肝
    C. 脾与肾
    D. 脾与肝
    E. 心与脾

24. 推动人体生长发育及脏腑功能活动的气是
    A. 元气
    B. 宗气
    C. 营气

D. 卫气
E. 肝气

25. 藏药配伍中的二味配伍法的二苦是指
    A. 苦甘、苦咸
    B. 苦酸、苦辛
    C. 苦涩、苦咸
    D. 苦辛、苦涩
    E. 苦咸、苦辛

26. 与气陷病变密切相关的脏是
    A. 肝
    B. 肺
    C. 脾
    D. 心
    E. 肾

27. 嗳气常见于
    A. 气郁
    B. 气逆
    C. 气陷
    D. 气闭
    E. 气脱

28. 因热极深伏,阳热内结而出现寒象者,其病理变化属于
    A. 阳盛格阴
    B. 阳盛则阴病
    C. 阴盛则寒
    D. 阳虚生外寒
    E. 热极生寒

29. 正气大虚,邪气不盛,疾病缠绵难愈的病理过程,谓之
    A. 正虚邪恋
    B. 邪正相持
    C. 正虚邪盛
    D. 正盛邪衰
    E. 邪正相争

30. 在亡阴、亡阳时,关键耗损的物质是
    A. 血
    B. 液
    C. 津
    D. 精
    E. 气

31. 下列不属于顺应自然养生的是
    A. 用寒远寒,用热远热
    B. 春夏养阳,秋冬养阴
    C. 顺应四时调摄
    D. 昼夜晨昏调养
    E. 起居有常

32. "见肝之病,知肝传脾,当先实脾"的治法属于
    A. 控制疾病传变
    B. 提高抗邪能力
    C. 避免病邪侵入
    D. 早期诊断治疗
    E. 防止疾病发生

33. 在内外结合的康复疗法中,对于病在脏腑者,应给予
    A. 内治
    B. 外治
    C. 内治为主,配合外治
    D. 外治为主,配合内治
    E. 内治与外治并重

34. 浸泡饮片时,一般水量应高于药面
    A. 1~2cm
    B. 2~4cm
    C. 3~5cm
    D. 5~8cm
    E. 6~10cm

35. 布散于肌肤、孔窍,主要起滋润作用的是
    A. 精
    B. 血
    C. 津
    D. 液
    E. 气

36. 下列各组经脉中,从手指末端走向头面的是
    A. 小肠→大肠→心包经
    B. 胆→胃→三焦经
    C. 小肠→大肠→三焦经
    D. 心→胆→小肠经
    E. 大肠→三焦→胆经

37. 与足阳明胃经的起点相接的是
    A. 手太阳小肠经
    B. 手阳明大肠经
    C. 足太阴脾经
    D. 足厥阴肝经
    E. 手少阴心经

38. 奇经八脉中,起于季胁,环行腰间一周的是
    A. 督脉
    B. 任脉
    C. 冲脉
    D. 带脉
    E. 阳跷脉

39. 六淫中易阻遏气机,损伤阳气的邪气是
    A. 风邪
    B. 寒邪
    C. 暑邪
    D. 湿邪
    E. 燥邪

40. 饮留胸胁,则胸胁胀满,咳唾引痛,属于饮证的
    A. 痰饮
    B. 悬饮

C. 支饮
D. 溢饮
E. 肠饮

二、B 型题（标准配伍题）

答题说明

以下提供若干组考题,每组考题共用在考题前列出的 A、B、C、D、E 五个备选答案。请从中选择一个与问题关系最密切的答案。某个备选答案可能被选择一次、多次或不被选择。

（41~43 题共用备选答案）
A. 先煎
B. 后下
C. 包煎
D. 冲服
E. 烊化

41. 使用龟鹿二仙胶时应
42. 使用钩藤时应
43. 使用车前子时应

（44~47 题共用备选答案）
A. 牛蒡子
B. 夏枯草
C. 熟地黄
D. 生石膏
E. 大黄

44. 调配时应先称的药物是
45. 调配时应后称的药物是
46. 调配时应临时捣碎的药物是
47. 调配时应预先加工碾碎备用的药物是

（48~49 题共用备选答案）
A. 夜尿宁丸
B. 健儿清解液
C. 小儿化滞散
D. 导赤丸
E. 龙牡壮骨颗粒

48. 属于小儿咳嗽类药的是
49. 属于积滞类药的是

（50~51 题共用备选答案）
A. 祛暑除湿,和胃消食
B. 健胃,驱风
C. 清暑开窍
D. 清凉散热,醒脑提神,止痒止痛
E. 清热解暑,止津止渴

50. 六合定中丸的功效是
51. 仁丹的功效是

（52~53 题共用备选答案）
A. 调经丸
B. 同仁乌鸡白凤丸
C. 逍遥丸
D. 当归丸
E. 暖宫七味丸

52. 用于气郁血滞引起的月经不调的是
53. 用于肝气不舒引起的月经不调的是

（54~56 题共用备选答案）
A. 健儿清解液
B. 小儿胃宝丸
C. 儿童清肺丸
D. 启脾丸
E. 婴儿素

54. 便秘者慎用的是
55. 久咳、汗出、体虚者忌用的是
56. 脾胃虚弱,大便次数多者慎用的是

（57~58 题共用备选答案）
A. 丹参注射液
B. 四逆汤

C. 炙甘草汤
D. 六味地黄丸
E. 香连化滞丸

57. 甲状腺功能亢进症治疗时与甲巯咪唑联用的是
58. 甲状腺功能低下症治疗时与左旋甲状腺素联用的是

(59~62题共用备选答案)
A. 真寒假热证
B. 真热假寒证
C. 瘀血内阻所致的出血证
D. 中气不足所致的脘腹胀满
E. 实热壅积的阳明腑实证

59. "通因通用"的治法可用于
60. "塞因塞用"的治法可用于
61. "寒因寒用"的治法适用于
62. "热因热用"的治法适用于

(63~66题共用备选答案)
A. 除湿养护法
B. 密封养护法
C. 对抗贮存法
D. 低温养护法
E. 高温养护法

63. 通风法属于
64. 梅雨季节来临时,蛤士蟆油贮存属于
65. 冬虫夏草贮存时喷洒少量95%药用乙醇密封养护,属于
66. 花椒等对热敏感的饮片贮存属于

(67~70题共用备选答案)
A. 盐炙品
B. 蜜炙品
C. 炭制品
D. 烫制品
E. 麸炒品

67. 枳壳
68. 侧柏叶
69. 枇杷叶
70. 补骨脂

(71~72题共用备选答案)
A. 疼痛如针刺,痛处固定
B. 气短,倦怠乏力,伴有出血,脉软弱细微、舌淡等
C. 胸胁胀满,窜痛,兼见痞块刺痛拒按,舌紫暗或有瘀斑等
D. 大出血的同时见四肢厥冷,大汗淋漓,脉微细欲绝等
E. 少气懒言,乏力自汗,面色苍白或萎黄,心悸失眠,舌淡

71. 气血两虚证可见
72. 气滞血瘀证可见

(73~75题共用备选答案)
A. 紫河车
B. 草河车
C. 空沙参
D. 东沙参
E. 潞党参

73. 北沙参的别名是
74. 南沙参的别名是
75. 重楼的别名是

(76~77题共用备选答案)
A. 麻黄
B. 芦荟
C. 白果
D. 何首乌
E. 千金子

76. 易霉变的饮片是
77. 易泛油的饮片是

(78~79题共用备选答案)
A. 肝
B. 心
C. 脾

D. 肾
E. 胃

78. "喜燥而恶湿"的脏腑是
79. "喜润而恶燥"的脏腑是

(80~81题共用备选答案)
A. 急性肝损害
B. 急性肾衰竭
C. 慢性肾衰竭
D. 皮肤症状
E. 神经系统的毒性反应

80. 少尿或无尿,常伴有肾性糖尿、低渗尿等
81. 早期血肌酐和尿素氮通常在正常范围的高值或轻微升高

(82~85题共用备选答案)
A. 焦三仙
B. 姜汤
C. 米汤
D. 盐水
E. 黄酒

82. 更衣丸宜用药引
83. 大补阴丸宜用药引
84. 七厘散宜用药引
85. 附子理中丸的药引子是

三、C型题（综合分析选择题）

答题说明

以下提供若干个案例,每个案例下设若干个考题。每一道考题下面有 A、B、C、D、E 五个备选答案。请从中选择一个最佳答案。

(86~87题共用题干)
患者平素时有肛门瘙痒,昨日吃辛辣火锅后出现便血,呈喷射状出血,血色鲜红,无疼痛,便时肛门内无物脱出。

86. 此病辨证为
A. 风伤肠络
B. 湿热下注
C. 气滞血瘀
D. 气虚血瘀
E. 肾精亏损

87. 该患者的诊断是
A. 内痔
B. 外痔
C. 内外混合痔
D. 脾虚证
E. 血热证

(88~91题共用题干)
患者,女,42岁。刻下见咽中不适,如有物梗阻,咯之不出,咽之不下,胸中窒闷,且兼胁痛,苔白腻,脉弦滑。

88. 此时辨证属下列何证
A. 肝气郁结
B. 气郁化火
C. 气滞痰郁
D. 忧郁伤神
E. 心脾两虚

89. 此时治法宜
A. 舒肝理气解郁
B. 清肝泻火,解郁和胃
C. 养心安神
D. 化痰利气解郁
E. 健脾养心,益气补血

90. 方药宜选
A. 柴胡疏肝散
B. 丹栀逍遥散合左金丸
C. 半夏厚朴汤
D. 甘麦大枣汤
E. 天王补心丹

91. 若兼见呕恶,口苦,苔黄而腻,方药可用

A. 二陈汤
B. 涤痰汤
C. 温胆汤
D. 半夏厚朴汤
E. 半夏泻心汤

(92~94题共用题干)
患者,女,48岁,经断前后,月经周期紊乱,量少或多,经色鲜红,头晕耳鸣,腰酸腿软,烘热汗出,五心烦热,失眠多梦,口燥咽干,舌红苔少,脉细数。

92. 该病辨证为
 A. 阴虚火旺
 B. 阳虚外冷
 C. 脾肾亏虚
 D. 心脾两虚
 E. 心火炽盛

93. 该病的治法为
 A. 温肾壮阳
 B. 填精养血
 C. 活血化瘀
 D. 滋肾益阴
 E. 育阴潜阳

94. 该病应选方剂
 A. 六味地黄丸
 B. 左归丸
 C. 十全大补汤
 D. 逍遥丸
 E. 麻黄汤

(95~97题共用题干)
患者咳嗽声浊,痰白清稀,兼鼻塞不通,恶寒发热,苔薄白,脉浮紧。

95. 其证为
 A. 风热犯胃
 B. 痰浊阻肺
 C. 风寒犯肺
 D. 肺气虚
 E. 肺阴虚

96. 患者咳嗽声音重浊,痰白清稀的病变特点为
 A. 肺失宣降
 B. 心肺两虚
 C. 心血瘀阻
 D. 心肾不交
 E. 肺肾阴虚

97. 鼻塞不通,恶寒发热,苔薄白,脉浮紧,属
 A. 风寒表证
 B. 风热表证
 C. 风寒里证
 D. 风热里证
 E. 阳虚证

(98~100题共用题干)
患者男性,56岁。咳喘反复发作3年,此次发作1个月,刻下症:咳逆喘满不得卧,痰白量多呈泡沫状,畏寒脚肿,舌暗苔白滑,脉弦紧。

98. 应诊断为
 A. 溢饮
 B. 喘证
 C. 悬饮
 D. 支饮
 E. 水肿

99. 辨证为
 A. 寒饮伏肺
 B. 痰湿壅肺
 C. 水湿泛滥
 D. 肺脾两虚
 E. 表寒里饮

100. 应治以何方
 A. 甘遂半夏汤
 B. 小青龙汤加减
 C. 十枣汤
 D. 苏子降气汤
 E. 金匮肾气丸

四、X 型题（多项选择题）

答题说明

以下每一道考题下面有 A、B、C、D、E 五个备选答案。请从中选择二个或二个以上的正确答案。

101. 乙型肝炎病毒核心抗体(HBcAb)阳性的临床意义
    A. 抗 HBc–IgM 阳性是诊断急性乙肝和判断病毒复制活跃的指标
    B. 提示患者血液有较强的传染性，比 HBeAg 敏感得多
    C. 抗 HBc–IgM 阳性可见于慢性活动性乙肝患者
    D. HBc–IgG 阳性，高效价表示正在感染 HBV
    E. HBc–IgG 阳性，低效价表示既往感染过 HBV

102. 检查尿液的目的包括
    A. 诊断贫血的重要指标
    B. 泌尿系统疾病的诊断，如泌尿系统感染、结石等
    C. 血液及代谢系统疾病的诊断，如糖尿病、胰腺炎等
    D. 职业病、急性汞四氯化碳中毒
    E. 药物安全监测

103. 出现蛋白尿的原因有
    A. 人体肾脏的肾小球通透能力亢进(肾炎)
    B. 血浆中低分子蛋白质过多
    C. 蛋白质进入尿液中，超过肾小管的重吸收能力
    D. 近曲小管上皮细胞受损，重吸收能力降低或丧失
    E. 蛋白质营养不良

104. 血小板的主要作用是
    A. 向器官组织运输氧气和运出二氧化碳
    B. 毛细血管的营养和支持作用
    C. 通过黏附、聚集与释放反应，在伤口处形成白色血栓而止血
    D. 产生许多血小板因子，参与血液凝固，形成血栓而进一步止血
    E. 释放血小板收缩蛋白，使纤维蛋白网发生退缩，促进血液凝固

105. 红细胞计数的参考范围是
    A. 老年人 $(2.5\sim4.5)\times10^{12}/L$
    B. 男性 $(4.0\sim5.5)\times10^{12}/L$
    C. 女性 $(3.5\sim5.0)\times10^{12}/L$
    D. 新生儿 $(6.0\sim7.0)\times10^{12}/L$
    E. 儿童 $(3.9\sim5.3)\times10^{12}/L$

106. 关于血肌酐说法正确的是
    A. 血肌酐的浓度取决于人体产生与肾脏排泄的能力
    B. 在外源性肌酐摄入量稳定，体内肌酐生成量恒定的情况下，其浓度取决于肾小球的滤过功能
    C. 人体肾功能正常时，肌酐清除率恒定，当肾实质受到损害时，肾小球的滤过率就会降低
    D. 血肌酐检测值增高，主要见于急慢性肾小球肾炎
    E. 血肌酐增高也见于休克、心力衰竭、脱水、剧烈活动等

107. 尿沉渣管型异常，见于
    A. 急性肾小球肾炎
    B. 慢性肾小球肾炎
    C. 肾病综合征
    D. 急性肾盂肾炎
    E. 慢性肾盂肾炎

108. 在药学服务中,要求执业药师做到
   A. 利用自己的专业知识和技术来尽量保证患者用药的安全、有效、经济
   B. 具有良好的教育背景、广泛的知识、高超的交流能力以及丰富的实践经验
   C. 应对所提供的药品可能具有的不良反应有比较清晰的了解和掌握
   D. 应对患者详细说明药品的正确使用方法和可能引起的不良反应,特别是严重的不良反应
   E. 对所提供药品的适应证、药物作用机制、用法用量、配伍禁忌、不良反应等性能均有全面的了解

109. 药学服务中沟通的技巧包括
   A. 认真聆听
   B. 注意语言表达
   C. 尽量使用专业术语
   D. 注意掌握时间
   E. 关注特殊用药人群

110. 以下有关药历的说法正确的是
   A. 是执业药师为参与药物治疗和实施药学服务而为医护人员建立的用药档案
   B. 是执业药师以药物治疗为中心,发现、分析和解决药物相关问题的技术档案
   C. 是开展个体化药物治疗的重要依据
   D. 药历内容应完整、清晰,需用判断性语句
   E. 书写药历要客观真实

111. 长服易使人气壅中满的中药有
   A. 甘草
   B. 黄连
   C. 黄芪
   D. 阿胶
   E. 玄参

112. 为防止胃黏膜的损伤,不能与阿司匹林联用的是
   A. 人参
   B. 鹿茸
   C. 红花
   D. 牛黄
   E. 甘草

113. 肝功能不全者,加重肝损害的诱因有
   A. 空腹状态下服药
   B. 长期营养不良状态下服药
   C. 嗜睡
   D. 酒后服药
   E. 嗜酒

114. 患有糖尿病的心血管病患者不宜联用的,含有甘草、人参、鹿茸等的是
   A. 牛黄解毒片
   B. 板蓝根颗粒
   C. 活血通脉片
   D. 益心通脉颗粒
   E. 培元通脑胶囊

115. 下列哪些项属于处方前记
   A. 医院名称
   B. 科别
   C. 住院号
   D. 药价
   E. 婚否

116. 测定饮片含水量的方法有
   A. 减压干燥法
   B. 甲苯法
   C. 气相色谱法
   D. 液相色谱法
   E. 烘干法

117. 正常舌象包括
   A. 舌色淡红
   B. 舌淡少苔
   C. 舌苔薄白
   D. 舌活动自如

E. 舌体柔软

118. 药物中含有咖啡因的非处方药有
　　A. 感冒灵颗粒
　　B. 扑感片
　　C. 贯防感冒片
　　D. 感特灵胶囊
　　E. 维 C 银翘片

119. 涩脉的主证有
　　A. 气滞血瘀

B. 血少
C. 伤精
D. 痰湿
E. 食积

120. 中西药联用的优点有
　　A. 降低成本
　　B. 协同增效
　　C. 延长药物在体内的代谢时间
　　D. 提高药物吸收率
　　E. 降低西药的不良反应

参 考 答 案

1. E	2. C	3. D	4. D	5. D	6. E	7. C	8. E	9. D	10. C
11. B	12. E	13. A	14. D	15. C	16. B	17. D	18. B	19. B	20. B
21. C	22. C	23. D	24. A	25. D	26. C	27. B	28. A	29. A	30. E
31. A	32. A	33. C	34. C	35. C	36. C	37. B	38. D	39. D	40. B
41. E	42. B	43. C	44. B	45. C	46. A	47. D	48. B	49. C	50. A
51. C	52. A	53. C	54. B	55. C	56. A	57. C	58. B	59. C	60. D
61. B	62. A	63. A	64. D	65. C	66. B	67. E	68. C	69. B	70. A
71. E	72. C	73. D	74. C	75. B	76. C	77. E	78. C	79. E	80. B
81. C	82. C	83. D	84. E	85. B	86. A	87. A	88. C	89. D	90. C
91. C	92. A	93. E	94. A	95. C	96. A	97. A	98. D	99. A	100. B

101. ABCDE   102. BCDE   103. ABCD   104. BCDE   105. BCDE
106. ABCDE   107. ABCDE   108. ABCDE   109. ABDE   110. BCE
111. AC   112. BE   113. ABDE   114. CDE   115. ABCE
116. ABCE   117. ACDE   118. AD   119. ABC   120. BE

试卷标识码:

国家执业药师资格考试

中药学综合知识与技能
押题秘卷（六）

考生姓名：_____

准考证号：_____

考　　点：_____

考 场 号：_____

中药学综合知识与技能押题秘卷(六)

一、A型题（单句型最佳选择题）

答题说明

以下每一道考题下面有A、B、C、D、E五个备选答案。请从中选择一个最佳答案。

1. 关于尿胆红素,说法不正确的是
   A. 在正常尿液中不含有胆红素
   B. 尿胆红素的检出是显示肝细胞损伤和鉴别黄疸的重要指标
   C. 尿胆红素阳性多见于病毒性肝炎、肝硬化、酒精性肝炎等
   D. 尿胆红素阳性多见于阻塞性黄疸,如化脓性胆管炎、胆囊结石等
   E. 在临床上,尿胆红素检测就可以确诊肝、胆疾病

2. 关于红细胞下列说法不正确的是
   A. 红细胞是血液中数量最多的有形成分
   B. 红细胞作为呼吸载体,能携带和释放氧气至全身各个组织
   C. 红细胞同时运输二氧化碳,协同调节维生素酸碱平衡和免疫黏附作用
   D. 免疫黏附作用可增强吞噬性白细胞对微生物的吞噬作用
   E. 增强抗原抗体复合物的作用

3. 对粪便隐血叙述不正确的是
   A. 一般情况下,粪便中无可见红细胞,结果通常为阴性
   B. 在病理情况下,粪隐血可见于消化道溃疡
   C. 消化道肿瘤,表现为粪隐血
   D. 肠结核、克罗恩病等疾病表现为粪隐血
   E. 若发现粪隐血阳性,对老年人有助于发现呼吸道的恶性肿瘤

4. 用于精神忧郁,烦躁失眠的非处方药是
   A. 脑乐静
   B. 安神补脑液
   C. 天王补心液
   D. 枣仁安神颗粒
   E. 人参珍珠口服液

5. 延胡索与何种西药制成注射液,止痛效果明显增加
   A. 速尿
   B. 阿托品
   C. 青霉素
   D. 氨茶碱
   E. 氢化可的松

6. 不属于TITRS药历模式的内容的为
   A. 主题(title)
   B. 诊疗的介绍(introduction)
   C. 体检信息(objective)
   D. 正文部分(text)
   E. 提出建议(recommendation)

7. 因含有毒物质巴豆,老年人不宜久服和多服的中成药是
   A. 三物备急丸
   B. 舒风定痛丸
   C. 牛黄清心丸
   D. 六神丸
   E. 舟车丸

8. 妊娠妇女体温上升多少摄氏度就可以导致胎儿畸形
   A. 0.5℃
   B. 1℃
   C. 1.5℃
   D. 2℃
   E. 2.5℃

9. 柏子养心丸中朱砂的含量占
   A. 2.8%
   B. 3.8%
   C. 4.8%
   D. 5.8%
   E. 6.8%

10. 祛风止痛片服用出现口舌麻木时,首先应
    A. 导泻
    B. 停药
    C. 洗胃
    D. 吸氧
    E. 催吐

11. 中药发生不良反应的机体因素不包括
    A. 体质
    B. 年龄
    C. 性别
    D. 种属
    E. 工作

12. 创立了"诸病通用药"专项的典籍是
    A.《本草经》
    B.《本草经集注》
    C.《本草纲目》
    D.《重修政和本草》
    E.《神农本草》

13. 调配中药时,每一剂的重量误差应控制在
    A. ±1%以内
    B. ±2%以内
    C. ±3%以内
    D. ±4%以内
    E. ±5%以内

14. 治疗冷秘的主方是
    A. 济川煎
    B. 黄芪汤
    C. 六磨汤
    D. 麻子仁丸
    E. 五仁丸

15. 下列关于便秘的叙述中,错误的是
    A. 排便间隔时间超过自己的习惯一天以上
    B. 大便粪质干结,排出艰难
    C. 欲大便而艰涩不畅
    D. 常伴腹胀、纳差等症状
    E. 两次排便时间间隔2天以上

16. 五行中土对于火的关系是
    A. 为子
    B. 为母
    C. 所胜
    D. 所不胜
    E. 相乘

17. 下列属于"证"的范畴的是
    A. 咳嗽
    B. 发热
    C. 风寒感冒
    D. 心悸
    E. 失眠

18. 下列关于气与血关系的描述哪项是错误的
    A. 气能行血
    B. 气存于血中
    C. 血能生气
    D. 气能摄血
    E. 血以运载气

19. 病机指
    A. 疾病发生的原因
    B. 疾病发展的机制
    C. 疾病变化的病理
    D. 疾病发生发展变化的机制
    E. 疾病发生发展变化的原因

20. 疾病由急性转为慢性,或留下某些后遗症,或慢性病经久不愈属于
    A. 正胜邪退
    B. 邪胜正退
    C. 邪正相持
    D. 阴阳失调
    E. 阴平阳秘

21. 维吾尔族药液状制剂分为
    A. 3种
    B. 4种
    C. 5种
    D. 6种
    E. 7种

22. 下列属甘味药的是
    A. 玉竹
    B. 木瓜
    C. 硇砂
    D. 山豆根
    E. 干姜

23. 下列不属于痰饮致病特点的是
    A. 致病广泛
    B. 变化多端
    C. 扰乱神明
    D. 局部刺痛
    E. 阻滞气机

24. "阳胜则阴病"的病机是指
    A. 阳热偏盛,阴寒内生
    B. 阳热亢盛,损伤阴液
    C. 阳热亢盛,热极生寒
    D. 阴液亏虚,阳气上逆
    E. 阳热亢盛,外感寒邪

25. 患者持续高热,突然出现面色苍白,四肢厥冷,脉微欲绝,其病机应是
    A. 阳损及阴
    B. 寒极生热
    C. 重阴必阳
    D. 重阳必阴
    E. 阴损及阳

26. 血随气逆的病机是因为
    A. 气能生血
    B. 气能摄血
    C. 气能行血
    D. 血能载气
    E. 血能化气

27. 下列不属于既病防变方法的是
    A. 人工免疫
    B. 早期诊断
    C. 早期治疗
    D. 先安未受邪之地
    E. 阻截病传途径

28. 临床上从"虚里"处的搏动状况可以察其盛衰的气是
    A. 中气
    B. 营气
    C. 卫气
    D. 元气
    E. 宗气

29. 血液的主要成分是营气和
    A. 元气
    B. 津液
    C. 精液
    D. 宗气
    E. 中气

30. 津液化为汗液排出体外,主要依赖于
    A. 心主血脉
    B. 肺主宣发
    C. 肾主气化
    D. 肝主疏泄

E. 脾主统摄

31. 治疗出血证时用补气药物的机制是
    A. 气能生血
    B. 气能行血
    C. 气能摄血
    D. 血能载气
    E. 血能养气

32. 下列经脉的名称错误的是
    A. 手少阴心经
    B. 足少阳胆经
    C. 手厥阴三焦经
    D. 足太阴脾经
    E. 手太阴肺经

33. 头痛的部位在前额者,病变多在
    A. 厥阴经
    B. 阳明经
    C. 太阳经
    D. 少阳经
    E. 少阴经

34. 行于下肢外侧中线的经脉是
    A. 胃经
    B. 胆经
    C. 肾经
    D. 膀胱经
    E. 肝经

35. 与月经关系最密切的奇经是
    A. 冲脉、任脉
    B. 冲脉、督脉
    C. 任脉、带脉
    D. 阴维脉、阳维脉
    E. 阴跷脉、阳跷脉

36. 先天禀赋决定着体质的相对
    A. 可变性
    B. 连续性
    C. 复杂性
    D. 普遍性
    E. 稳定性

37. 迟脉主
    A. 表证
    B. 里证
    C. 寒证
    D. 热证
    E. 虚证

38. 东南方气候湿热,南方人体型较为瘦小,腠理较为疏松,容易形成
    A. 阳虚湿热
    B. 阴虚湿热
    C. 寒实
    D. 寒湿
    E. 虚寒

39. 十二经脉中,循于腹部的经脉自内向外的顺序为
    A. 足少阴、足阳明、足太阴
    B. 足少阴、足阳明、足厥阴
    C. 足太阴、足阳明、足少阴
    D. 足阳明、足少阴、足厥阴
    E. 足厥阴、足阳明、足少阴

40. 针刺中的得气是体现了经络的何种功能
    A. 沟通表里
    B. 联络脏腑器官
    C. 感应传导
    D. 调节功能
    E. 运输气血

二、B型题（标准配伍题）

答题说明

以下提供若干组考题，每组考题共用在考题前列出的A、B、C、D、E五个备选答案。请从中选择一个与问题关系最密切的答案。某个备选答案可能被选择一次、多次或不被选择。

（41~43题共用备选答案）
A. 通风、干燥处
B. 通风、阴凉处
C. 阴凉、干燥处
D. 密闭贮藏
E. 石灰缸内

41. 含淀粉多的饮片就贮存于
42. 含挥发油多的饮片应贮存于
43. 种子类药材炒后应贮存于

（44~46题共用备选答案）
A. 荆防颗粒
B. 伤风感冒颗粒
C. 风热感冒颗粒
D. 扑感片
E. 桑菊感冒

44. 具有发汗解表，散风祛湿功效的非处方药是
45. 具有辛温解表，疏散风寒功效的非处方药是
46. 具有散风寒，发微汗功效的非处方药是

（47~50题共用备选答案）
A. 乌头碱
B. 士的宁
C. 二硫化二砷
D. 马兜铃酸
E. 强心苷

47. 雄黄类药物主要的有毒成分是
48. 乌头类药物主要的有毒成分是
49. 黄花夹竹桃主要的有毒成分是
50. 马钱子类药物主要的有毒成分是

（51~54题共用备选答案）
A. 2℃~10℃
B. 20℃以上
C. 25℃以上
D. 40℃以上
E. 60℃

51. 挥发油开始逐渐挥发的温度是
52. 含挥发油的饮片烘烤时温度不宜超过
53. 害虫停止发育、繁殖的温度是
54. 低温养护法的温度是

（55~58题共用备选答案）
A. 心
B. 脾
C. 肾
D. 肝
E. 肺

55. 其华在面的是
56. 其华在爪的是
57. 其华在唇的是
58. 其华在毛的是

（59~62题共用备选答案）
A. 增强西药降血脂药作用
B. 增强西药氨茶碱作用
C. 增强西药利胆药作用
D. 增强西药利尿药作用
E. 增强西药抗心率失常药作用

59. 黄连解毒汤可
60. 小青龙汤可
61. 苓桂术甘汤可
62. 大柴胡汤可

(63~66题共用备选答案)
A. 桂龙咳喘宁
B. 二母宁嗽丸
C. 川贝枇杷露
D. 百合固金丸
E. 通宣理肺丸

63. 具有降气化痰作用的是
64. 具有解表散寒,宣肺止嗽作用的是
65. 具有止咳化痰,降气平喘作用的是
66. 具有养阴润肺,化痰止咳作用的是

(67~69题共用备选答案)
A. 甘味
B. 酸味
C. 咸味
D. 苦味
E. 辛味

67. 有疏通作用,能治闭塞梗阻症的是
68. 能医治隆及培根病、脂肪增多症,去腐生肌,愈合伤口,使皮肤滋润光泽的是
69. 能开胃,驱虫,止渴,解毒,治疗赤巴病的是

(70~73题共用备选答案)
A. 1~2h
B. 30min
C. 20min
D. 10~15min
E. 5min

70. 解表药的一煎时间为
71. 滋补药的一煎时间为
72. 一般中药的一煎时间为
73. 毒性药物的先煎时间为

(74~76题共用备选答案)
A. 中焦
B. 下焦
C. 胸中
D. 脉中
E. 脉外

74. 宗气生成并积聚于
75. 卫气分布在
76. 营气分布在

(77~79题共用备选答案)
A. 病去而体虚
B. 病势好转或痊愈
C. 病势缠绵迁延而难愈
D. 病势恶化,甚则死亡
E. 身强体健

77. 邪盛正衰则
78. 正盛邪退则
79. 邪去正虚则

(80~83题共用备选答案)
A. 在体合脉
B. 在体合筋
C. 在体合肌肉
D. 在体合骨
E. 在体合皮

80. 心与体的关系为
81. 肾与体的关系为
82. 肺与体的关系为
83. 脾与体的关系为

(84~85题共用备选答案)
A. 生物制品
B. 中药
C. 化学药品
D. 体外化学诊断试剂
E. 进口药品分包装

在药品批准文号中
84. 字母H表示
85. 字母Z表示

三、C型题（综合分析选择题）

答题说明

以下提供若干个案例，每个案例下设若干个考题。每一道考题下面有 A、B、C、D、E 五个备选答案。请从中选择一个最佳答案。

(86～89题共用题干)

李某，女，42岁，患吐血缠绵不止，时轻时重，血色暗淡，伴见神疲乏力，心悸气短，面色苍白，舌质淡，脉细弱。

86. 该病例中医辨证为
   A. 脾胃虚寒，气不摄血
   B. 脾不统血，气不摄血
   C. 瘀血久留，血不归经
   D. 肝火犯胃，热灼血络
   E. 胃热壅实，热迫血行

87. 脾胃虚寒呕血，平素肢冷畏寒，胃脘冷痛，大便稀溏，方剂可选用
   A. 归脾汤加三七粉
   B. 香砂六君子汤加三七粉
   C. 柏叶汤合理中丸
   D. 胶艾汤加白及粉
   E. 吴茱萸汤加白及粉

88. 呕血量多，气随血脱，症见面色苍白，四肢厥冷，汗出，脉微者，可用
   A. 参附龙牡汤合黑锡丹
   B. 独参汤
   C. 回阳救逆汤
   D. 回阳解毒汤
   E. 通脉四逆汤

89. 对呕血的生活调理下列哪一项不是禁忌
   A. 暴饮暴食
   B. 饮酒
   C. 情志过激
   D. 房事
   E. 辛辣刺激性食品

(90～95题共用题干)

周某，男，16岁。以进食海鲜为诱因，诱发血证，皮下紫斑遍身，并有鼻衄、齿衄、腹痛、便血、

尿血，发热，四肢关节疼痛，舌红苔黄，脉弦数。

90. 治疗本病的常用方剂为
   A. 犀角地黄汤合十灰散
   B. 大黄黄连泻心汤合十灰散
   C. 黄连解毒汤合十灰散
   D. 玉女煎
   E. 茜根散

91. 热毒炽盛，发热，出血广泛者，可加用
   A. 生石膏、龙胆草、紫草、冲服紫雪丹
   B. 生石膏、龙胆草、紫草、冲服至宝丹
   C. 生石膏、龙胆草、紫草、冲服安宫牛黄丸
   D. 生石膏、龙胆草、紫草、冲服三七粉
   E. 玄参、麦冬、紫草、冲服三七粉

92. 热壅胃肠，气血瘀滞，腹痛甚，便血症状突出者，应加用
   A. 紫草、丹参、地榆、槐花、槐角
   B. 地榆、槐花、槐角、防风、枳壳
   C. 白芍、甘草、木香、地榆、槐花
   D. 炮姜、艾叶、阿胶、甘草、木香
   E. 大黄、川厚朴、枳实、木香、甘草

93. 热邪阻滞经络，以关节疼痛为突出症状者，宜加用
   A. 秦艽、木瓜、桑枝
   B. 黄芩、银藤、川乌
   C. 川乌、草乌、附子
   D. 桃仁、红花、当归
   E. 水蛭、土鳖虫、穿山甲

94. 本病例出现何种情况应请外科会诊
   A. 肉眼血尿
   B. 高热，体温超过39℃
   C. 腹痛，大便不通，或便血症状突出
   D. 关节红肿疼痛
   E. 皮下发斑遍及躯干四肢

(95~98题共用题干)

患者,男,45岁,患病半年余,医生诊断为痰饮。

95.痰饮的形成与肺、脾、肾三脏失司有重要关系,其中首当其要的是
A.肺
B.脾
C.肾
D.肺、肾
E.脾、肾

96.悬饮饮停胸胁者治疗的首选方剂是
A.十枣汤
B.小青龙汤
C.葶苈大枣泻肺汤
D.甘遂半夏汤
E.苓桂术甘汤

97.以下哪项不是痰饮的常用治法
A.温脾化饮
B.攻下逐饮
C.温肺化饮
D.理气化饮
E.发表化饮

98.以下哪项不是痰饮的常见病因
A.外感寒湿
B.饮食所伤
C.情志失调
D.劳欲所伤
E.久病体虚,年高气弱

(99~100题共用题干)

患者,女性,40岁。症见胸胁支满,心下痞闷,脘腹畏冷、背寒,呕吐清水痰涎,水入易吐,口渴不欲饮,心悸、气短、眩晕、纳呆、便溏。舌暗苔白腻滑,脉弦细滑。

99.应诊为
A.支饮
B.眩晕
C.痰饮
D.悬饮
E.溢饮

100.辨证为
A.脾阳虚弱
B.饮留胃肠
C.邪留胸肺
D.痰浊中阻
E.饮留胸胁

四、X型题（多项选择题）

答题说明

以下每一道考题下面有A、B、C、D、E五个备选答案。请从中选择二个或二个以上的正确答案。

101.执业药师向患者提供咨询服务中,需要特别注意的问题有
A.对特殊人群的服务技巧
B.要以容易理解的医学术语来解释
C.尊重患者的意愿,保护患者的隐私
D.对特殊患者应尽量提供书面的宣传材料
E.及时回答不拖延

102.老年人慢性支气管炎,如出现肺阴虚宜用
A.沙参
B.红参
C.当归
D.三七
E.西洋参

103.小儿体虚夹有湿热宜选的药物是
A.藿香
B.黄芩

C. 陈皮

D. 黄连

E. 薏苡仁

104. 足光粉严禁用于
    A. 局部溃烂
    B. 创伤患者
    C. 肾功能下降
    D. 氮质血症
    E. 电解质失调

105. 医疗器械的使用目的有
    A. 对疾病的预防、诊断
    B. 对伤残或损伤的诊断、治疗、监护、缓解、补偿
    C. 对解剖或生理过程的研究、替代、调节
    D. 妊娠控制
    E. 疾病治疗

106. 含番木鳖碱的中成药有
    A. 舒筋丸
    B. 疏风定痛丸
    C. 三物白散
    D. 三物备急丸
    E. 九龙丹

107. 小儿感冒后易出现
    A. 大便秘结
    B. 口有异味
    C. 腹泻
    D. 舌苔黄腻
    E. 食欲减退

108. 具有肾毒性的动物药是
    A. 蜈蚣
    B. 斑蝥
    C. 蜂蜜
    D. 蜂毒
    E. 鸡内金

109. 阴阳消长平衡的形式包括
    A. 阴消阳长
    B. 阴长阳消
    C. 阳消阴长
    D. 阴长阳长
    E. 阳长阴消

110. 特殊处理药品的方法除先煎、后下外，还有哪些方法
    A. 包煎
    B. 冲服
    C. 另煎
    D. 先武后文
    E. 煎汤代水

111. 下列临床表现，属热证的是
    A. 烦躁不宁
    B. 口渴饮冷
    C. 少气乏力
    D. 发热喜凉
    E. 面红目赤

112. 煎药时切忌使用
    A. 不锈钢锅
    B. 砂锅
    C. 铜锅
    D. 铝锅
    E. 铁锅

113. 里证是指病变部位在
    A. 皮肤
    B. 血脉
    C. 肌腠
    D. 脏腑
    E. 骨髓

114. 微波干燥养护法的优点是
    A. 干燥迅速
    B. 反应灵敏

C. 加热均匀
D. 热效率高
E. 产品质量好

115. 下列哪项属于正常脉象
    A. 一息脉来五至
    B. 脉来和缓有力
    C. 从容有节
    D. 不快不慢
    E. 有神,有胃,有根

116. 下列药物应先称的是
    A. 通草
    B. 灯心草
    C. 夏枯草
    D. 淫羊藿
    E. 熟地黄

117. 康复时调养气血阴阳的原则运用包括
    A. 疏通经络
    B. 调养气血
    C. 调养阴阳
    D. 补充津液
    E. 协调脏腑

118. 土的特性有
    A. 土载四行
    B. 五色中的赤
    C. 土有种植和收获农作物的作用
    D. 土可以生化、承载、受纳事物
    E. 有温热、升腾作用

119. 肝风内动最常见的分类有
    A. 血瘀中风
    B. 血虚生风
    C. 热极生风
    D. 外感风邪
    E. 肝阳化风

120. 下列各药可以用于冻伤的是
    A. 妙济丸
    B. 云南白药酊
    C. 活血止痛胶囊
    D. 三七片
    E. 风痛灵

参 考 答 案

1. E	2. E	3. E	4. A	5. B	6. C	7. A	8. C	9. B	10. B
11. E	12. B	13. E	14. A	15. E	16. A	17. C	18. C	19. D	20. C
21. B	22. A	23. D	24. B	25. D	26. C	27. A	28. E	29. B	30. B
31. C	32. C	33. B	34. B	35. A	36. E	37. C	38. B	39. A	40. C
41. A	42. C	43. D	44. A	45. D	46. B	47. C	48. A	49. E	50. B
51. B	52. E	53. D	54. A	55. A	56. D	57. B	58. E	59. A	60. B
61. E	62. C	63. C	64. E	65. A	66. D	67. C	68. E	69. D	70. D
71. B	72. C	73. A	74. C	75. E	76. D	77. D	78. B	79. A	80. A
81. D	82. E	83. C	84. C	85. B	86. B	87. C	88. B	89. D	90. A
91. A	92. C	93. A	94. C	95. B	96. A	97. D	98. C	99. C	100. A

101. ABCDE 102. AE 103. ABCDE 104. AB 105. ABCDE
106. AB 107. ABDE 108. ABD 109. ABCE 110. ABCE
111. ABDE 112. CDE 113. BDE 114. ABCDE 115. BCDE
116. ABCD 117. ABCE 118. ACD 119. BCE 120. BE